高等院校医学实验教学系列教材

局部解剖学实验

主　　编　于振海　赵冬梅

副 主 编　王利民　王志强　曲洪林　阚氏海

编　　委　（以姓氏笔画为序）

　　　　　于振海　王志强　王利民　尹彦存

　　　　　孔凡镇　冯国营　曲洪林　刘　菲

　　　　　刘洪付　孙　毅　李　琳　张　力

　　　　　张乃丽　张春雷　张璐萍　周　帅

　　　　　赵冬梅　赵光涛　梁少华　阚氏海

　　　　　熊延连

绘　　图　于振海

科　学　出　版　社

北　京

内 容 简 介

"百闻不如一见，百看不如一实践"，为了指导学生顺利完成局部解剖学实践操作，充分、合理地利用好珍贵的人体标本资源，滨州医学院解剖教研室组织教学团队精心编写了《局部解剖学实验》。本教材共八章，包含 25 个实验项目，具有鲜明的实践性、实用性和综合性特点。教材以人体各器官位置和相互毗邻关系为主线，以人体的层次解剖为重点，内容新颖、图文并茂、通俗易懂。在内容编排上，通过实验操作指导学生正确解剖标本，紧密结合局部解剖学的理论知识，每个实验项目后均附有解剖与临床、思考与练习等专栏帮助同学拓展、思考。

本教材主要供临床医学各专业学生使用，也可供从事临床工作的医师、护理工作者及医学检验技术专业的学生参考。

图书在版编目（CIP）数据

局部解剖学实验 / 于振海，赵冬梅主编. -- 北京：科学出版社，2024.
12. --（高等院校医学实验教学系列教材）. -- ISBN 978-7-03-080594-2

Ⅰ. R323-33

中国国家版本馆 CIP 数据核字第 2024T18Z22 号

责任编辑：胡治国 / 责任校对：宁辉彩
责任印制：吴兆东 / 封面设计：陈 敬

科 学 出 版 社 出版

北京东黄城根北街 16 号
邮政编码：100717
http://www.sciencep.com

北京厚诚则铭印刷科技有限公司印刷
科学出版社发行　各地新华书店经销

*

2024 年 12 月第 一 版　　开本：787×1092　1/16
2025 年 8 月第二次印刷　　印张：6 1/4
字数：184 000
定价：35.00 元
（如有印装质量问题，我社负责调换）

前　言

局部解剖学是临床医学和其他医学类专业的重要基础学科，是基础医学与临床医学之间的桥梁课程。局部解剖学课程不仅可以帮助学生学习和掌握人体解剖学的基本理论知识，而且可以提高学生的临床实践能力，有助于学生进一步掌握临床知识和技能。党的二十大报告指出，要深入贯彻落实科教兴国战略、人才强国战略、创新驱动发展战略，为高等医学教育改革提供了指南。局部解剖学作为医学领域重要的基础学科，坚持理论与实践相结合，将更好地激发学生的学习动力，为医学的发展注入新动能、新优势。

局部解剖学实验课程是局部解剖学课程中非常重要的一个环节，通过局部解剖学实践操作学习，可以帮助学生巩固理论知识，加深对所学知识的理解，培养学生的动手能力和观察能力，提高分析问题和解决问题的能力。此外，通过局部解剖学实验课还可以培养学生科学严谨、实事求是的学习态度和方法，为将来的临床工作奠定基础。

本教材紧跟局部解剖学教学大纲的基本要求，结合局部解剖学课程学时安排，重点通过人体各局部区域的解剖操作方法和步骤，阐述人体局部解剖学知识要点和临床应用意义等。

本教材是一本为医学生和临床医师提供的局部解剖学实验操作指导书，可以帮助读者全面掌握人体各局部的表面标志、层次解剖、器官形态、结构与毗邻、血管神经的走行和分布规律等重要知识精要，为临床诊断和治疗疾病奠定必要的解剖学基础。同时，也可作为解剖学教学参考和医学继续教育教材使用。

参加编写的教师和实验技术人员都长期工作在局部解剖学教学和实验第一线，有着丰富的解剖学实践教学经验和操作技能。他们能够在百忙之中参与编写和指导，我不胜感激，在此表示诚挚的谢意。

由于水平所限，书中难免有不足之处，恳请解剖学同仁和广大读者提出批评和建议，以便再版时更正。

于振海

2024 年 7 月

目　　录

解剖操作须知

解剖实验操作的目的在于通过理论与实践相结合的方式，帮助学生进一步了解人体各局部由浅入深的层次结构，各器官的形态、位置及毗邻关系。通过尸体解剖，可以培养同学的实践操作能力和团结合作思维，养成遵循一定的解剖程序进行操作的习惯，掌握人体层次、器官结构的解剖方法，为今后的临床医学学习打下坚实的基础。解剖时，应严格按照局部解剖学实验指导的要求进行，不得随意破坏或清除解剖结构。

一、人体结构层次的局部配布特点

1. 皮肤 人体各部的皮肤厚薄不一，一般规律是腹侧薄、背侧厚。背部正中线处的皮肤最厚，其次为手掌和足底，面部的皮肤最薄，在作皮肤切口时应注意体会。

2. 浅筋膜 又称皮下组织，由疏松结缔组织构成，配布于全身，位于皮肤与深筋膜之间。不同部位厚薄差异很大，除眼睑、耳郭和阴茎等处的浅筋膜不含脂肪外，其余各部都含有丰富的脂肪。浅筋膜内纤维束的强弱和松紧，关系着皮肤移动性的大小，同时也关系到剥离的难易。浅筋膜内有皮神经和浅血管，较大的皮神经和浅血管通常在浅筋膜和深筋膜交界处。在头颈、腋窝及腹股沟等部位的浅筋膜内还含有浅淋巴结。

3. 深筋膜 位于浅筋膜深面，又称固有筋膜，由致密结缔组织构成，包裹着肌和深部的血管、神经等，各部厚薄不一，其形成物有肌间隔、血管神经鞘等，血管和神经沿筋膜间隙走行。在操作过程中，应注意它的厚薄以及与肌肉的关系。

4. 骨骼肌 由肌腹和肌腱构成，肌腹呈红褐色，由肌束组成。肌束的粗细和排列方向随肌的形态而有所不同。清理肌时应先使肌处于紧张状态，认清其边界，然后循肌束方向清除骨骼肌表面的结缔组织。阔肌的起止部，往往移行于腱膜，而长肌的起止部移行于肌腱。每块肌都有各自的神经和血管，其出、入肌的部位称神经血管门。

5. 血管 除胸腔和腹腔内较大的动脉和静脉外，全身各部位的动脉和静脉多伴行。动脉呈圆管状，壁厚而有弹性，在不曾注射凝固剂的尸体上，管内空虚，无凝血块。静脉管壁较薄、弹性差，常呈塌陷状态，腔内往往含有凝血块。静脉属支多，吻合多，浅静脉多单独走行，深静脉常与动脉伴行；在四肢，与中、小型动脉伴行的静脉常有两条，分别位于动脉的两侧。

6. 淋巴管和淋巴结 淋巴管与静脉很相似，深筋膜浅面者为浅淋巴管，伴浅静脉走行；深筋膜深面者为深淋巴管，伴深部的血管、神经束走行。淋巴管都比较细小，不易辨认和解剖，故不需解剖分离，只在淋巴结附近提起淋巴结进行辨认即可。淋巴结为圆形或椭圆形小体，呈灰红色，多成群分布，数目不恒定，多沿血管排列，位于关节屈侧和体腔的隐蔽部位，如肘窝、腋窝、腘窝、腹股沟、脏器门和体腔大血管周围。

7. 神经 呈白色条索状，除皮神经外，颈部和四肢的神经常与血管伴行并被结缔组织包裹形成神经血管束。在胸腔、腹腔和盆腔的内脏中，神经常攀附器官和血管形成神经丛，再由神经丛分支至各器官。

二、解剖操作注意事项

1. 做好预习 局部解剖学是在系统解剖学的基础上进行学习的，只有掌握了该局部各器官结构的基本情况后，操作时才能做到心中有数，有目的地进行解剖。所以在每次解剖之前要做好预习。除了预习每次解剖操作区域的解剖学相关知识，也要熟悉解剖操作步骤，特别是本实验指导的操作方法需要熟记于心。

2. 分清主次 解剖的原则是由浅入深，逐层解剖。解剖时要分清主要结构和次要结构，就神经、血管来讲，其顺序为神经、动脉和静脉。有时根据操作的需要，必须切除妨碍操作的次要结构，如伴行静脉、淋巴结和结缔组织等。解剖浅层时，要注意大的皮神经、浅血管的走行，刀尖必须沿皮神经和浅血管的走行方向进行解剖，不能与其垂直，以免将其切断；深部的血管、神经一般走行于肌肉与肌肉之间、肌群与肌群之间，或脏器周围的结缔组织内，特别是脏器门的部位，如肝门、肺门等处。应先用止血钳钝性分离，扩大这些间隙，看到部分血管、神经后，再沿其走行追踪。

3. 分工协作 进行解剖时，每组同学不能同时进行操作，应有明确的分工，但必须都有操作机会，在清除某结构时，全组同学都要看清楚。解剖完毕，要严格按照实验指导的要求进行检查、整理。最后，各组同学进行交流，互相讲解、介绍解剖的内容，以便掌握完整的解剖学知识。

4. 辩证学习 本教材各章节的描述是根据一般"正常"人体情况进行的，但各器官结构形态的变异很多，如血管、神经的分支与行径的变异等。有些变异知识，对临床甚为重要。在解剖过程中，如发现变异结构，要请教师指导解剖，注意积累解剖学资料，辩证地分析与学习。

三、解剖器械的运用

1. 解剖刀 刀刃常用于切开皮肤、切断肌肉或其他软组织；刀尖常用于修洁血管和神经；刀柄常用于钝性分离组织。一般右手持刀，方式视需要而定。解剖刀的持刀方法有执弓法和执笔法等。做皮肤切口时常用执弓法；修洁一般结构如肌肉、血管和神经等时常用执笔法。尽量多用指部的运动，使刀尖或刀刃做小幅度的往返，以利于解剖操作的准确和细致。

2. 解剖镊 有齿解剖镊用于夹持皮肤，无齿解剖镊用于夹持和分离血管、神经和肌肉。一般左手持镊，多采用执笔式；另一只手持解剖刀或解剖剪。也可双手同时持解剖镊分离血管和神经。

3. 解剖剪 用于剪开和分离组织，也可以修洁血管和神经或剪断坚韧的结构，如肌腱、韧带、结扎线等。注意勿用解剖剪剪切软骨和骨等硬结构，以免损坏剪刀刃。

4. 止血钳 用于牵拉和固定皮肤，也可用于分离血管、神经及软组织。

注意：每次操作完毕，必须将解剖器械清洗、擦干净，专人负责，妥善保存，不得损坏或丢失。

四、尸体标本的保护

操作结束后，需将解剖出来的结构恢复原位，把解剖过的部分用绳子包扎好，用浸有配好防腐药液的湿布妥善覆盖，防止尸体干坏或霉变。把解剖下来的组织碎片收拾干净并统一放到污物桶中，保持解剖台面和实验室整洁。

第一章 头　部

头部（head）由颅部与面部两部分组成。脑颅骨围成颅腔，容纳脑及其被膜；面部有口、鼻、眼和耳等器官。鼻腔和口腔是呼吸道和消化道的门户。头部的血供来自颈内、颈外动脉和椎动脉，经颈内、颈外静脉回流至心；头部的神经主要是脑神经。

一、体 表 标 志

在尸体上确认以下体表标志：眉弓、眶上切迹、眶下孔、颏孔、翼点、颧弓、乳突、髁突、下颌角、枕外隆凸和上项线。

二、境界与分区

头部以下颌骨下缘、下颌角、乳突尖端、上项线和枕外隆凸的连线与颈部分界。头部又以眶上缘、颧弓上缘、外耳门上缘和乳突连线为界，分为后上方的颅部和前下方的面部。

颅部可分为颅顶、颅底、颅腔及颅腔内容物。颅顶由软组织和颅盖骨组成，分为中部的额顶枕区和外侧的颞区。颅底由额骨、筛骨、蝶骨、颞骨和枕骨等构成，形成颅前窝、颅中窝和颅后窝，有许多重要的孔道，各有相应的血管和神经通过。颅腔内容纳脑及脑的被膜、脑的血管和脑神经的颅内段。

面部可划分为眶区、鼻区、口区、耳区和面侧区。面侧区上至颧弓，下至下颌骨下缘，前至鼻唇沟，后为胸锁乳突肌上部前缘，可分为颊区、腮腺咬肌区和面侧深区。

实验一　额顶枕区及颞区的解剖

【学习目标】

（一）知识目标

1. 记忆额顶枕区、颞区软组织的层次及其结构特征。

2. 记忆额顶枕区、颞区的动脉、神经，比较神经、血管的位置，分析其行程特点。

（二）能力目标

1. 能够辨认出头部的骨性标志。

2. 能够根据头部皮肤的特征，掌握正确剥离皮肤和处理浅筋膜的手法及注意事项。

3. 能够找到并区分枕额肌（帽状腱膜）、耳颞神经、颞浅动脉（静脉）、颞筋膜、颞肌、滑车上神经、眶上神经、枕大神经及伴行的同名动脉和静脉。

4. 能够辨别颞区的层次结构，包括皮肤、颞浅筋膜、颞深筋膜、颞肌和颅骨外膜。

5. 能够分析出额顶枕区和颞区不同部位血肿的解剖学基础。

【实践操作】

（一）体位

尸体取仰卧位，头部垫高。

（二）扪认体表标志

结合活体，扪认头部各体表标志（额结节、枕外隆凸、翼点、眶上孔/切迹、下颌角、乳突、眶下孔、颏孔和颧弓等)。

（三）皮肤切口

1. 从鼻根中点至枕外隆凸在颅顶作矢状位切口（图 1-1a）。

2. 从颅顶中央向两侧作冠状位切口，切至耳根上缘（图 1-1b）。

3. 从鼻根经内眦、上睑睑缘、外眦、颧弓上缘至耳屏前缘作切口（图 1-1c）。

4. 从冠状位切口的止点耳根上缘处开始，绕耳根后缘至乳突作一短的弧形延长切口（图 1-1d）。

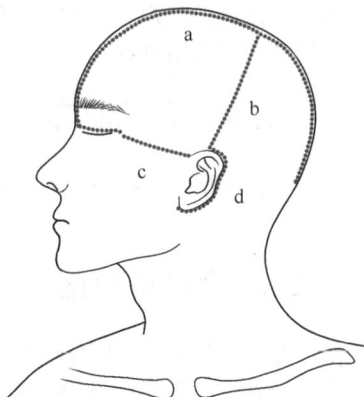

图 1-1　额顶枕区及颞区的解剖皮肤切口

（四）额顶枕区软组织层次的解剖观察

1. 剥离皮肤和浅筋膜　依上述皮肤切口自颅顶中央用带齿镊子分别提起四块皮片的一角，验证皮肤是借浅筋膜内的结缔组织束与帽状腱膜紧密连接；将皮肤和浅筋膜一起向四周剥离，翻开四片皮片。注意保护浅筋膜中的浅血管和皮神经。

2. 解剖额区　修洁枕额肌额腹，显露帽状腱膜前缘。在眶上缘距前正中线约 2.5cm 处，小心分离眼轮匝肌和额肌，寻找眶上神经及眶上血管，它们从眶上孔（或眶上切迹）穿出，并向上分布于额、顶部。在眶内上角用手术剪小心分离肌纤维及软组织，寻找滑车上神经，此神经向上穿行于额肌肌纤维之间，分布于额内侧皮肤，与之伴行的血管为滑车上动脉和滑车上静脉。

3. 解剖枕区　将尸体翻转成俯卧位，扪认上项线及枕外隆凸，然后在距枕外隆凸外侧 2.5cm 处上项线下方的浅筋膜内寻找枕大神经，它是第 2 颈神经后支的内侧支，穿斜方肌起始部和项部深筋膜到浅筋膜，然后上行，分支分布于上项线以上的颅顶部皮肤；在枕大神经的外侧，斜方肌和胸锁乳突肌与上项线附着点之间有枕动脉穿出，追踪观察枕动脉的分支分布情况。修洁枕额肌枕腹和帽状腱膜。

4. 解剖观察帽状腱膜和腱膜下隙　观察帽状腱膜，其前连额腹，后连枕腹。将帽状腱膜沿上述皮肤切口处"十"字形切开，用镊子提起帽状腱膜切口边缘，验证在腱膜深面有疏松结缔组织连于腱膜与颅骨外膜之间，将刀柄插入腱膜下疏松结缔组织中，将腱膜与颅骨外膜分开，探查并验证其深面与颅骨外膜之间的腱膜下间隙的范围。

5. 解剖观察颅骨外膜　沿上述切口用刀尖垂直划开骨膜，再用刀柄插入颅骨外膜深面探查，可见颅骨外膜与颅缝连接紧密，与骨面则连接疏松、易于分离，二者之间为骨膜下间隙。

（五）颞区软组织层次的解剖观察

1. 解剖观察颞浅筋膜　在耳屏前缘、颞下颌关节上方的颞浅筋膜中用手术剪小心分离寻找耳颞神经及颞浅动脉、静脉；查证颞浅动脉在颧弓上方 2～3cm 处分为额支和顶支，其分支与额顶枕区其他动脉的分支间存在吻合；查证耳颞神经一般位于血管的后方，有时可穿行于动、静脉之间。在耳后寻找耳后动脉及沿胸锁乳突肌后缘上行的枕小神经。

2. 解剖观察颞筋膜　在保留颞浅血管的前提下，沿上颞线作弧形切口，将颞筋膜切开，注意不可切得过深，以免将颞肌一并切断。从弧形切口的起、止两端延长切口，分别切开颧弓的前、后端即可，蒂连于颧弓；将颞筋膜向下翻，观察颞筋膜，发现越靠近颧弓，筋膜越厚越坚韧；筋膜在颧弓上方分成浅、深两层，分别附于颧弓的内、外侧面。于颧弓上缘用刀尖轻轻划开颞筋膜浅层，观察它与颞筋膜深层之间有少量脂肪和血管（颞中动脉），此处即颞筋膜间隙。

3. 解剖观察颞肌 在颞筋膜切口的稍下方，亦作同样的弧形切口，将颞肌肌纤维切断，向下翻开颞肌。颞肌深面有少许脂肪，其所占据的空间即为颞下间隙，间隙内走行有颞深血管和神经。

4. 解剖观察颞区骨膜 颞下间隙的深面即为颞区骨膜，其与颞骨连接紧密，不易分离，可用手术刀尝试剥离。

【解剖与临床】

1. 头皮损伤 主要包括头皮血肿、头皮裂伤和头皮撕脱伤 3 种情况。颅顶部的枕额肌与颅部的皮肤和浅筋膜紧密结合，共同组成头皮，头皮与深部的颅骨外膜之间隔以疏松结缔组织，易于分离。如果暴力牵拉头皮，可导致头皮撕脱伤，会连同皮肤、浅筋膜和帽状腱膜一同撕脱下来，暴露颅骨外膜。头皮血供丰富，损伤时容易出血，又因为血管壁附着于浅筋膜中的纤维隔，不能自行收缩止血，需要进行压迫止血；同样因为血供丰富，伤口也比较容易愈合。处理头皮损伤时应考虑到颅骨损伤，甚至脑损伤的可能。

2. 额纹消失 枕额肌由前部的额腹、后部的枕腹和中间的帽状腱膜组成。额腹位于额部皮下，止于眉弓部的皮肤；枕腹位于枕部皮下，起于枕骨。收缩时，枕腹可后拉中间的帽状腱膜，导致额腹上提眉，额部出现额纹。面神经损伤时，也会导致枕额肌瘫痪，额纹消失。

3. 颅骨侧面骨折 颞区的骨面由蝶骨大翼、额骨、顶骨和颞骨鳞部相互连接构成，多呈"H"形，称为"翼点"，此处颅骨骨质较薄。发自上颌动脉的脑膜中动脉经棘孔入颅后，其前支经过翼点的内面，也是大脑外侧沟起始点的体表投影区。暴力打击该处易发生骨折，会损伤翼点内面的脑膜中动脉前支，形成硬膜外血肿。

【思考与练习】

1. 女婴，出生后 6 个月，3 天前从床上坠落，枕部着地，当即出现硬包，第 2 天消失，但发现颅右侧颞上部凸起物。入院查体：颞上部肿块约 8cm×4cm，质地软，有波动感，患儿吃奶、睡觉正常，精神好。此患儿血肿最大可能位于哪个位置（　　）

  A. 头皮   B. 头皮和帽状腱膜间

  C. 帽状腱膜和骨膜间   D. 骨膜与颅骨之间

  E. 颅骨与硬脑膜间

  答案：C

2. 颞区手术，在哪个层次可找寻到颞浅动脉（　　）

  A. 浅筋膜   B. 颞筋膜深面

  C. 颞肌深面   D. 颞区骨膜深面

  E. 颞筋膜内

  答案：A

实验二 面部浅层和腮腺咬肌区的解剖

【学习目标】

（一）知识目标

1. 记忆面部的层次及其结构特征。

2. 记忆腮腺的位置、面神经干的位置及分支的解剖标志。

3. 记忆穿过腮腺的结构及位置关系。

4. 记忆面部血管、神经行程。

5. 记忆面动脉、面静脉、眶上神经、眶下神经、额神经的解剖标志。

（二）能力目标

1. 能够辨识面部的骨性标志。

2. 能够根据面部皮肤的特征、神经行径，分析剥离皮肤和处理浅筋膜的手法及注意事项。

3. 能够找到并区分眼轮匝肌、口轮匝肌、颧大肌、提口角肌、腮腺、腮腺导管、颞浅动（静）脉、耳颞神经，面神经颞支、颧支、上（下）颊支、下颌缘支、颈支，面动脉、眶上神经、眶上动（静）脉、眶下神经、眶下动（静）脉、额神经与额动（静）脉等结构。

4. 能够辨别并按照一定顺序描述穿过腮腺的结构。

【实践操作】

（一）体位

仰卧位。

（二）皮肤切口

1. 自鼻根中点沿前正中线向下切至下颌下缘，注意沿唇缘作环形切口（图1-2a）。

2. 从鼻根起，经内眦、下睑缘、颧弓切到耳根（图1-2b）。

3. 沿下颌骨下缘作横切口至下颌角，然后转向后上方至乳突尖（图1-2c）。

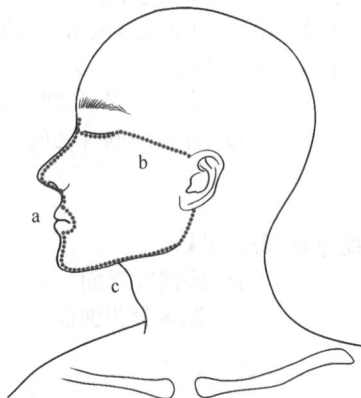

图1-2 面部浅层和腮腺咬肌区的解剖皮肤切口

（三）解剖观察

1. 解剖观察表情肌 首先在眶部解剖环形的眼轮匝肌，检查由上颌骨额突伸至睑裂内侧端的睑内侧韧带。在下颌骨下缘处辨认颈阔肌，向上延至口角，在颈阔肌深面有面静脉，暂勿追寻。除去颈阔肌，解剖呈环形围绕着口裂的口轮匝肌。在口角的下方，解剖出三角形（底朝下）的降口角肌，此肌前缘的深面及前方，有降下唇肌斜向上内，与口轮匝肌融合。在外鼻的外侧，口角的上方辨认提上唇鼻翼肌、提上唇肌、颧小肌、颧大肌。在颊部，观察浅层的笑肌和位于颊脂体深面的颊肌。

2. 解剖观察面动脉和面静脉的局部位置 在下颌骨的下缘与咬肌前缘交界处，解剖出面动脉，追寻至上唇诸肌深面直到内眦。它的主要分支有：①下唇动脉在口角的外下方发出，向内行于下唇的深面，与对侧的下唇动脉吻合；②上唇动脉平口角发出，向内与对侧的同名动脉吻合；③鼻外侧动脉较小，在口角的上方发出到鼻部；④内眦动脉为面动脉的终末支，上升至内眦。

面静脉位于面动脉之后方，行径较直，而位置较浅，其属支情况大致与动脉相同。特别注意面静脉有一深支（面深静脉）穿过颊脂体，入颞下窝与翼静脉丛交通。

3. 解剖观察三叉神经终末支 观察眶上缘已解剖出的眶上神经和滑车上神经（额神经的终末支）及伴行血管；眶下缘中点下方大约 0.5cm 处，即鼻尖与外眦连线的中点，找到眶下孔，剖出眶下神经（上颌神经的终末支）与眶下血管；在下颌第二前磨牙或第一、二前磨牙之间的下方，下颌体的外侧面上，找到颏孔及其穿出的颏神经（下牙槽神经的终末支）及伴行血管。解剖观察上述的眶上切迹、眶下孔、颏孔，三者大约在一条直线上。

4. 腮腺咬肌区的解剖观察

（1）在颧弓下方修洁腮腺及腮腺鞘，清除腮腺鞘表面的腮腺浅淋巴结。修洁腮腺时，注意勿损伤自其周缘穿出的神经和血管。在腮腺前缘平颧弓下约 1cm 处，寻认经过咬肌浅面的腮腺管，追踪其至咬肌前缘处，见其成直角折转穿颊肌处为止。沿腮腺管的前上方查看有无副腮腺。

（2）在腮腺周缘辨认穿出的神经及血管：①在腮腺前缘、腮腺管上方，找出面横动脉、面神经的颧支（常为上、下两支）。②在腮腺上缘，解剖出颞浅动脉，动脉后方有与其伴行的耳颞神经，在颞浅动脉前方仔细解剖面神经的颞支。③在腮腺管下方，继续找寻由腮腺前缘和下缘穿出的面神经的颊支、下颌缘支、颈支。④在腮腺下缘解剖出下颌后静脉，穿出腮腺分为前、后两支，前支与面静脉汇合形成面总静脉，后支与耳后静脉汇合形成颈外静脉。⑤仔细切除腮腺浅部，沿面神经各支向后追踪面神经至茎乳孔。寻找面神经入腮腺之前的分支（耳后神经、支配二腹肌后腹和茎突舌骨肌的分支）；面神经在腮腺内分为上、下两干，位于颈外动脉和下颌后静脉的浅面。

继续清除深部的腮腺组织，解剖出颈外动脉和下颌后静脉。

【解剖与临床】

1. 腮腺手术 腮腺是人体三大唾液腺之一，位于外耳门的前下部，形状不规则，以面神经干及其分支分为浅部和深部。在行腮腺肿瘤切除手术时，要注意保护面神经及其分支，面神经主干进入腮腺，在腮腺内成丛，在腮腺前缘呈放射状分布于面部的表情肌。腮腺的感觉由下颌神经的耳颞神经支配，腮腺的分泌受舌咽神经支配。

2. 颅内感染 通常面静脉内没有静脉瓣，可以通过眼上静脉、眼下静脉、面深静脉和翼静脉丛与颅内的海绵窦交通。面静脉起自内眦静脉，沿途收集鼻外侧静脉、面深静脉、上下唇静脉，注入颈内静脉。如果挤压上唇或鼻部的疖肿，可能出现血液反流，导致颅内海绵窦的感染。在海绵窦内有重要的血管、神经穿行，所以临床上把鼻根和两侧口角连成的三角区域，称为"危险三角"。

【思考与练习】

1. 患者，女性，23 岁。因外伤导致右侧腮腺前缘撕裂伤，清创缝合，请分析以下几个选项，哪种表现出现的概率最小（　　）

A. 额纹消失　　　　　　　　　　B. 右眼闭合无力

C. 右侧鼻唇沟变浅　　　　　　　D. 右侧咀嚼无力

E. 不能鼓腮

答案：D

2. 行腮腺良性肿瘤切除术，术中不会伤及（　　　）

A. 面神经 　　　　　　　　　　　　　B. 耳颞神经

C. 颈外动脉 　　　　　　　　　　　　D. 下颌后静脉

E. 颊神经

答案：E

实验三　面侧深区和舌骨上区的解剖

【学习目标】

（一）知识目标

1. 知道面侧深区的境界。

2. 记忆面侧深区的主要结构（翼内肌、翼外肌、上颌动脉及其分支、下颌后静脉、下颌神经及其分支）。

3. 知道面侧深区内血管、神经与翼内肌和翼外肌的位置关系。

4. 记忆颏下三角和下颌下三角的境界。

5. 知道下颌舌骨肌、舌骨舌肌深面和浅面的毗邻。

（二）能力目标

1. 能够辨认面部的骨性标志。

2. 能够描述面侧深区的境界和内容。

3. 能够找出翼内肌、翼外肌、二腹肌、下颌舌骨肌、舌骨舌肌、上颌动脉、颞浅动脉、下牙槽动脉、脑膜中动脉、舌动脉、面动脉、下颌后静脉、下颌神经、颊神经、耳颞神经、下牙槽神经、舌神经、鼓索、咬肌神经、颞深神经、舌下神经、舌咽神经、耳神经节和下颌下神经节等结构。

【实践操作】

（一）打开颞下窝

1. 修洁咬肌表面的筋膜，将咬肌自颧弓下缘切开，向下翻起，找到深面的咬肌神经和咬肌动脉，二者在下颌切迹上方由内向外穿至咬肌深面。

2. 把颧弓前端和后端锯断，并移除。

3. 修洁颞肌，颞肌肌腱在颧弓深面下行止于冠突。将冠突根部切断，后将冠突与颞肌向上翻起，找出深面的颊神经、颞深神经和颞深动脉。

4. 解剖颞下颌关节。打开关节囊及外侧韧带，观察下颌头、下颌窝、关节结节、关节盘，关节腔被关节盘分隔为上、下两个腔隙。

5. 咬骨钳咬断下颌颈，在下颌切迹下方 1cm 锯断下颌支，移除下颌支上部。

（二）解剖颞下窝内的结构

1. 辨认下颌支内侧的翼内肌和翼外肌。翼内肌起自翼突窝，向后下外方止于翼肌粗隆。翼外肌分上、下两头，上头起自蝶骨大翼，下头起自蝶骨翼突外侧板的外面，其纤维行向后外侧，在颞下颌关节的前方集中，止于下颌颈。

2. 解剖下牙槽神经、下牙槽动脉和下颌舌骨肌神经。下牙槽神经和下牙槽动脉向下穿入下颌支内侧面的下颌孔，穿行在下颌骨内，沿途分支分布至下颌的牙齿，末端自颏孔穿出，称颏神经。下颌舌骨肌神经是下牙槽神经进入下颌孔之前发出的细小分支，支配下颌舌骨肌和二腹肌前腹。

3. 解剖舌神经。在下牙槽神经前方，翼内肌浅面找到舌神经。向后上追踪至翼外肌下缘，在此处仔细找出并入舌神经的鼓索（为面神经的分支）。向前下追踪，舌神经在翼内肌与下颌支之间下行，经下颌舌骨肌与茎突舌肌、舌骨舌肌之间进入舌下区。

4. 追踪颊神经至翼外肌上、下两头之间。

5. 追踪颞深神经和咬肌神经至翼外肌上缘。

6. 解剖上颌动脉。在翼外肌表面找出上颌动脉，向后追踪至其起始部（为颈外动脉两条终支之一，另一终支为颞浅动脉），向前追踪至翼上颌裂，上颌动脉末端由此进入翼腭窝。翼外肌表面为上颌动脉的第 2 段，此段也有可能位于翼外肌深面。上颌动脉第 1 段分支有下牙槽动脉和脑膜中动脉。脑膜中动脉经翼外肌深面上行至棘孔，并穿经棘孔入颅腔。

7. 解剖耳颞神经。耳颞神经以两个根起自下颌神经，在两根之间有脑膜中动脉经过。向后行于翼外肌深面，至下颌颈内侧转向上，穿腮腺至外耳门前方。

8. 解剖上颌静脉。翼外肌表面有许多小静脉，交织成网，称为翼静脉丛，向后合成上颌静脉，上颌静脉再与颞浅静脉汇成下颌后静脉，静脉观察后可切除。

9. 解剖下颌神经。追踪耳颞神经、舌神经、下牙槽神经、颊神经，它们均在翼外肌深面起自下颌神经，下颌神经还发出肌支支配 4 块咀嚼肌。

10. 寻找观察耳神经节。位于下颌神经干的深面，岩小神经在此处交换神经元后，节后纤维加入耳颞神经支配腮腺的分泌。

（三）解剖舌骨上区

1. 清除浅筋膜及颈阔肌。

2. 辨认颏下三角和下颌下三角的境界。找到并修洁二腹肌。颏下三角由两侧的二腹肌前腹和舌骨体围成。下颌下三角由二腹肌前、后腹和下颌体下缘围成，又称二腹肌三角。

3. 解剖下颌下腺。位于下颌下三角，颈部的封套筋膜包裹下颌下腺，形成下颌下腺鞘，注意附近的下颌下淋巴结。

4. 解剖面动脉和面静脉。平舌骨大角起自颈外动脉，行向前内上方，经二腹肌后腹与茎突舌骨肌深面，进入下颌下三角，继而经下颌下腺的深面（此处面动脉有分支：扁桃体动脉和腭升动脉），在咬肌止点前缘处绕过下颌体下缘转至面部。面静脉自面部向下经下颌体下缘进入下颌下三角，位于下颌下腺鞘的浅面，最后在下颌角下方与下颌后静脉的前支汇合成面总静脉，面总静脉约在舌骨平面高度注入颈内静脉。

5. 向后上翻开下颌下腺，紧贴下颌体下缘切断二腹肌前腹，向后翻开二腹肌，观察下颌舌骨肌，在下颌舌骨肌表面找出下颌舌骨肌神经。

6. 紧贴下颌体下缘切开下颌舌骨肌，向下翻开，显露深面的舌骨舌肌。

7. 解剖舌骨舌肌浅面的结构。由上向下依次找出舌神经、下颌下神经节、下颌下腺深部及下颌下腺管、舌下神经。

8. 沿舌骨上缘切开舌骨舌肌，解剖其深面的舌咽神经和舌动脉。

【解剖与临床】

颞下颌关节脱位：颞下颌关节由下颌骨的下颌头、颞骨的下颌窝和关节结节构成，属于联合关节。张口过大或者因为关节囊松弛，下颌头可滑至关节结节的前方，不能退回下颌窝，发生颞下颌关节脱位。手法复位时，必须先将下颌骨下拉至低于关节结节，再后推下颌骨，才能将下颌头回纳至下颌窝，操作时注意保护好手部，以免被咬伤。

【思考与练习】

1. 患者，男性，52 岁。右侧颞下窝良性肿瘤，界线清楚。因肿瘤较大，压迫周围结构，决定进行内镜微创手术。下列结构不会受其影响的是（　　　）

    A. 舌神经   B. 下牙槽神经

    C. 上颌神经   D. 下颌神经

    E. 耳颞神经

答案：C

2. 口腔底，舌骨舌肌浅面由上向下排列有（　　）

A. 舌咽神经、下颌下腺管、舌下神经　　　　B. 舌咽神经、舌神经、舌下神经

C. 下颌下腺管、舌神经、舌下神经　　　　　D. 舌神经、下颌下腺管、舌下神经

E. 舌咽神经、舌下神经、下颌下腺管

答案：D

实验四　开颅取脑和颅底的解剖

【学习目标】

（一）知识目标

1. 知道脑的 3 层被膜及硬脑膜形成的大脑镰、小脑幕、鞍膈、硬脑膜窦等结构。

2. 记忆 12 对脑神经连接脑的位置和出入颅腔的位置。

3. 知道垂体的毗邻关系。

4. 记忆海绵窦的交通及穿行的结构。

（二）能力目标

1. 能够描述颅底内面观的分区及各区的主要结构。

2. 能够找到大脑镰、小脑幕、上矢状窦、直窦、横窦、乙状窦、窦汇、海绵窦、颈内动脉、展神经、动眼神经、滑车神经、眼神经、上颌神经、下颌神经、三叉神经节、视神经、视交叉、垂体、漏斗、面神经、前庭蜗神经、舌咽神经、迷走神经、副神经、舌下神经等结构。

【实践操作】

（一）开颅取脑

1. 自眉间至枕外隆凸纵行切开帽状腱膜，连接两侧耳郭作一横行切口，将帽状腱膜分为 4 片，然后向下翻开。

2. 在眶上缘 1cm 和枕外隆凸上方 1cm 用笔作标记，连接标记点围着颅画一环形线，沿线切开骨膜并向上、向下剥离。

3. 沿标记线用手锯依次环形锯开颅骨，最后撬开，取下颅盖骨。注意不要损伤硬脑膜。

4. 观察硬脑膜，其结构致密，与颅盖骨结合疏松，易于分离。从正中作矢状切口，打开上矢状窦，观察蛛网膜粒。观察脑膜中动脉的走行与分布情况。

5. 在上矢状窦两侧纵行剪开硬脑膜，从左、右切口中点附近向耳郭作冠状切口，将硬脑膜分为 4 片并翻下。

6. 切断上矢状窦两侧连接的数条大脑上静脉，分开大脑纵裂前部，沿鸡冠切断大脑镰，将大脑镰向后拉起，在大脑镰与小脑幕交接处找出大脑大静脉并切断。

7. 将尸头移出解剖台，并使头尽量后仰，在大脑半球额叶下面与颅前窝之间的间隙内分离筛板上方的嗅球，离断嗅神经。

8. 继续翻起两侧大脑半球，依次在脑下面切断下列诸结构。①视神经：色白，粗大，向前穿入前床突内侧的视神经管；②颈内动脉：粗大，位于视神经外侧与前床突之间；③漏斗：居正中，位于视交叉后下方，下连垂体柄；④动眼神经：较粗，行于鞍背两侧，向前穿入海绵窦外侧壁；⑤滑车神经：细小，位于动眼神经外侧，常被小脑幕游离缘遮盖。

9. 将尸体复位，解剖台下降 15cm，将尸体摆放为侧卧位。在脑的侧面切断汇入横窦和蝶顶窦的大脑下静脉。将颞叶前端从蝶骨小翼下方分离出来，使颞叶抬离颅中窝。沿颞骨岩部上缘由后外侧向前内侧切开小脑幕，直到颞骨岩部尖端。用相同方法处理另一侧小脑幕。

10. 尸体仰卧，升起解剖台，再次把尸体头部伸出解剖台，使头后仰，从前向后翻起两侧大脑半球（不可用力过大），看到颅后窝内的脑桥和延髓，在其腹侧依次切断以下结构。①三叉神经：运动根较细，感觉根粗大，连于脑桥基底部外侧，向前穿入硬脑膜；②展神经：细小，在延髓脑桥沟内侧出脑，经鞍背后方穿入硬脑膜；③面神经：有运动根和中间神经根，在延髓脑桥沟外侧，穿入内耳门；④前庭蜗神经：较粗，在面神经外侧连于脑，与面神经一起穿入内耳门、内耳道；⑤舌咽神经：细小，连于延髓上部、橄榄后方；⑥迷走神经：较粗，连于延髓中部、橄榄后方；⑦副神经：脑根连于延髓，脊髓根经枕骨大孔上行入颅腔，舌咽神经、迷走神经和副神经一起经颈静脉孔出颅腔；⑧舌下神经：神经根丝由延髓腹侧锥体和橄榄之间出脑，经枕骨大孔侧方的舌下神经管出颅腔。

11. 在枕骨大孔平面切断脊髓和两侧的椎动脉，小心游离颅后窝的小脑和延髓，将全脑取出。

（二）观察硬脑膜

把硬脑膜尽量恢复原位，观察大脑镰、小脑幕、各硬脑膜窦及窦汇。

（三）解剖颅底内面

1. 颅底内面由前向后分别是颅前窝、颅中窝和颅后窝，试着将硬脑膜从颅底骨面剥离，会发现硬脑膜与颅底骨紧密结合，不易分离。

2. 解剖颅前窝。仔细去除筛板表面的硬脑膜，寻找位于筛板外侧缘中间部位的筛前神经和筛前动脉。二者分别起自眶内的鼻睫神经和眼动脉，最后在鸡冠两侧穿入鼻腔。

3. 取出垂体。观察颅中窝中部的鞍膈，前方连于鞍结节上缘及前床突，后方连于鞍背和后床突，从上方覆盖垂体窝，中部有一小孔，垂体柄通过，并与上方下丘脑的漏斗相连（取脑时已经切断）。切开鞍膈前、后的附着缘，可见海绵间窦连通两侧的海绵窦，环绕在垂体周围。小心切除鞍膈，勿伤及垂体和海绵窦内结构，将垂体用刀柄挑出。

4. 解剖海绵窦。①在蝶骨小翼后缘用刀尖划开硬脑膜，观察此处的蝶顶窦，行向内后方，汇入海绵窦前部。②在颞骨岩部上缘切开小脑幕附着缘，找出岩上窦，向内连于海绵窦后部，向后外侧通向横窦。③在颞骨岩部尖端小心剥除硬脑膜，暴露三叉神经节，继续向前、向下剥离硬脑膜，可见三叉神经的三大分支：眼神经、上颌神经和下颌神经。三叉神经节细胞的中枢突形成粗大的三叉神经感觉根，在其内侧找出细小的三叉神经运动根。④追踪下颌神经向下穿卵圆孔，上颌神经向前下经海绵窦外侧壁下部至圆孔，眼神经行经海绵窦外侧壁至眶上裂。⑤在眼神经上方海绵窦外侧壁找出动眼神经和滑车神经。海绵窦外侧壁自上而下排列的4条神经：动眼神经、滑车神经、眼神经和上颌神经。观察动眼神经和眼神经在进入眶上裂之前的分支情况。⑥去除海绵窦外侧壁的硬脑膜，观察颈内动脉，经鞍背侧方的破裂孔入颅腔，而后向前穿经海绵窦，至前床突内侧转折向后上（取脑时已切断）。⑦在颈内动脉外侧找出展神经，也穿过海绵窦，经眶上裂入眶。

5. 切开硬脑膜，找到棘孔，观察脑膜中动脉的走行及其分支。

6. 翻起颞骨岩部前面的硬脑膜，找寻细小的岩大神经和岩小神经。岩大神经在面神经管起始部由面神经发出，穿面神经管裂孔入颅，紧贴骨面行向前内，至破裂孔处与岩深神经汇合形成翼管神经；岩小神经属舌咽神经，由鼓室穿入颅腔，位于岩大神经外下方，在卵圆孔旁小孔出颅腔至耳神经节。

7. 在大脑镰与小脑幕交接处，切开硬脑膜，观察直窦。直窦是由大脑镰下缘的下矢状窦和大脑大静脉汇合而成，向后至枕内隆凸附近与上矢状窦汇合，汇合处为窦汇。由窦汇向两侧继续切开横窦，至颞骨岩部外侧部的后方接纳岩上窦，然后转折向下续为乙状窦。从骨面剥离硬脑膜，观察乳突导静脉汇入乙状窦。切开乙状窦至颈静脉孔，观察岩下窦汇入乙状窦或颈内静脉。舌咽神经、迷走神经和副神经一起穿经颈静脉孔。

8. 观察穿入海绵窦后壁的展神经；穿入内耳门的面神经和前庭蜗神经；穿入舌下神经管的舌下神经。

【解剖与临床】

1. 脑疝 硬脑膜突入脑各部之间，形成大脑镰、小脑幕、小脑镰、鞍膈等结构，对脑组织起到分隔和承托的作用。小脑幕前内侧缘游离（小脑幕切迹），与前方的鞍背之间围成小脑幕裂孔，其内有中脑通过。颅内出血或占位性病变导致颅内压增高时，可对小脑幕周围和枕骨大孔周围的脑组织造成推压，发生小脑幕裂孔疝和枕骨大孔疝（又称小脑扁桃体疝），导致脑干损伤，危及生命。

2. 脑脊液漏 颅底内面与硬脑膜结合紧密，如果骨折，可撕脱硬脑膜和脑蛛网膜，导致脑脊液漏出。颅底内面由前往后为颅前窝、颅中窝和颅后窝。颅前窝中部是突起的鸡冠，鸡冠两侧为筛骨的筛板，筛板的下方为鼻腔的上壁，筛板的两侧为眼眶的上壁。颅前窝骨质薄，容易发生骨折。鼻根部外伤，可引起筛板骨折，导致脑脊液鼻漏，还可能撕脱穿过筛孔的嗅神经，引起嗅觉损伤；眶上壁骨折，可能导致脑脊液进入眶内，引起眼周组织瘀血水肿。颅中窝骨折如果伤及颞骨岩部前外侧面的鼓室盖，脑脊液可进入中耳鼓室，沿咽鼓管咽口入口腔，也可能通过损伤的鼓膜，从外耳道流出。

【思考与练习】

1. 青年甲因车祸致颅脑外伤，意识障碍逐渐加深，并伴一侧瞳孔逐渐出现散大，对光反射消失，眼球活动受限，其损伤原因可能是（　　　）

A. 视神经管骨折损伤视神经　　　　　　B. 颅底骨折损伤动眼神经

C. 脑干出血，损伤动眼神经核　　　　　D. 小脑幕裂孔疝，损伤动眼神经

E. 枕叶视皮质受压损伤

答案： D

2. 外伤性颈内动脉海绵窦瘘的解剖学基础是（　　　）

A. 颈内动脉穿经海绵窦　　　　　　　　B. 颈内动脉颅内段的前端邻近海绵窦后壁

C. 颈内动脉颅内段的后端邻近海绵窦前壁　D. 颈内动脉行经海绵窦外侧壁

E. 颈内动脉参与构成海绵窦下外侧壁，紧贴颅底骨

答案： A

第二章 颈 部

颈部（neck）位于头部、躯干和上肢之间，前方正中有呼吸道和消化道的颈段；两侧有纵向走行的大血管和神经；后部正中是脊柱的颈段；颈根部有胸膜顶和肺尖以及斜行的大血管和神经。往返于此的血管、神经、淋巴管、气管、食管等交错汇集，致使颈部各种结构的关系非常复杂。颈部诸多结构之间填充有疏松结缔组织，形成筋膜鞘和筋膜间隙。在颈部血管、神经周围排布着很多淋巴结，肿瘤转移时常被累及，手术清扫淋巴结时需要注意避免损伤血管和神经。颈部范围小，器官和结构多而复杂，故有血肿和肿瘤等病变时常可出现明显的压迫症状。颈部分为固有颈部（proper neck）和项部（nucha），为解剖学习之便，本章节仅对固有颈部（包括颈根）进行解剖学习。项部又称颈后区，详见脊柱区。

一、体表标志

在尸体上确认以下体表标志：下颌骨下缘、下颌角、乳突、上项线、枕外隆凸、颈静脉切迹、胸锁关节、锁骨、肩峰、第7颈椎棘突、舌骨、甲状软骨、环状软骨、胸骨上窝、锁骨上大窝、胸锁乳突肌、斜方肌。

二、境界与分区

颈部上界以下颌骨下缘、下颌角、乳突尖、上项线、枕外隆凸的连线与头部为界；下界以胸骨颈静脉切迹、胸锁关节、锁骨上缘、肩峰和肩峰至第7颈椎棘突的连线与胸部和上肢为界。两侧斜方肌前缘和脊柱颈段前方的部分称为固有颈部，即通常所指的颈部；两侧斜方肌与脊柱颈段之间的部分，称为项部。

固有颈部又称颈前外侧部，可分为颈前区、胸锁乳突肌区和颈外侧区。颈前区的内侧界为颈前正中线，上界为下颌骨下缘，外侧界为胸锁乳突肌前缘。颈前区以舌骨为界分为舌骨上区和舌骨下区。舌骨上区包含颏下三角和左、右下颌下三角；舌骨下区包含左、右颈动脉三角和肌三角。胸锁乳突肌区即胸锁乳突肌所覆盖的区域；颈外侧区指胸锁乳突肌后缘、斜方肌前缘和锁骨中 1/3 上缘之间的区域，又称颈后三角。肩胛舌骨肌将颈外侧区分为枕三角与锁骨上三角（大窝）。

实验一 颈前区、胸锁乳突肌区的解剖
【学习目标】

（一）知识目标

1. 知道颈部浅层的结构。

2. 熟记舌骨、甲状软骨、环状软骨等体表标志。

3. 熟记颈外动脉及其主要分支（甲状腺上动脉、舌动脉、面动脉）的行程。

4. 记忆食管和气管颈段的局部位置、解剖层次和主要神经、血管的毗邻。

5. 记忆颈动脉三角、肌三角的境界和内容。

6. 记忆颈动脉鞘的位置及内容。

7. 记忆甲状腺的形态、位置、毗邻、血管以及甲状腺上、下动脉与喉部神经的位置关系。

（二）能力目标

1. 能够找到颈阔肌、颈前静脉、颈外静脉、颈丛皮支、胸锁乳突肌、气管前筋膜、颈袢、颈动脉鞘及其周围相关的血管、神经（颈总动脉、颈内动脉、颈内静脉、颈外动脉及其分支、喉上神经、喉返神经）、甲状腺及其血管和支配神经等结构。

2. 能够辨识颈部的层次结构，特别是能够描述出甲状腺手术、气管插管所经过的层次和注意事项。

【实践操作】

（一）体位和切口

1. 体位　尸体取仰卧位，垫高肩部，头部尽量后仰以显露整个颈部。

2. 皮肤切口

（1）沿颈前正中线自颏部中央向胸骨颈静脉切迹中点处作一纵行切口（图2-1a）。

（2）自下颌骨下缘中点起，沿下颌骨下缘及下颌支后缘向两侧至乳突根部作一弧形切口（图2-1b）。

（3）自胸骨颈静脉切迹中点沿锁骨向外侧至肩峰作一切口（图2-1c）。

切口以仅切开皮肤为宜，勿过深。剥皮时刀刃应紧贴皮肤，以免切断深层的血管、神经等结构。将皮片自正中线向外侧翻至斜方肌前缘。

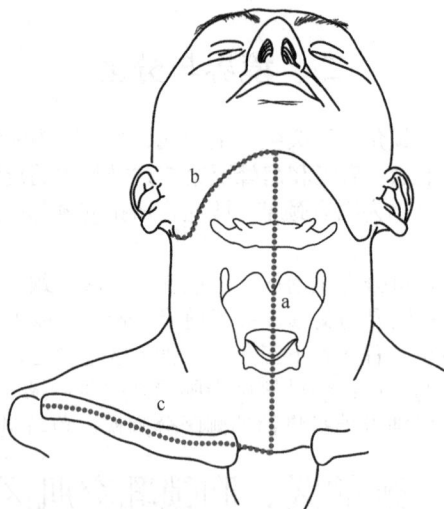

图2-1　颈前区、胸锁乳突肌区的解剖皮肤切口

（二）解剖操作

1. 颈部浅层结构的解剖

（1）浅筋膜及颈阔肌：从正中线逐渐向外侧翻起皮片，显露颈阔肌。观察颈阔肌的起止点和肌纤维的走行方向。颈阔肌属于皮肌，表面没有重要的血管、神经。将该肌的浅层筋膜去除，沿锁骨将颈阔肌切断，自下向上把颈阔肌翻至下颌骨下缘。注意保护深面的颈丛皮支、面神经的颈支和下颌缘支、颈部的浅静脉和浅淋巴结，勿一起翻起，也不要损伤这些结构。在剥起颈阔肌前，于腮腺下端的前缘稍前方分离出面神经的颈支。

（2）颈前静脉、颈外静脉及浅淋巴结：颈前静脉为起自颏下的小静脉，在颈部正中线两侧浅筋膜内寻找颈前静脉，自上而下解剖分离下行的颈前静脉，向下追踪至穿封套筋膜处。观察沿颈前静脉走行排布的颈前浅淋巴结，解剖和观察后剥除。在下颌角的稍后下方自胸锁乳突肌表面分离出颈外静脉,向下追踪至胸锁乳突肌后缘下份穿封套筋膜处。寻找沿颈外静脉分布的颈外侧浅淋巴结,观察后清除。观察颈前静脉和颈外静脉的行程后,在上端剪断静脉,翻向下方。

(3)解剖皮神经:在胸锁乳突肌后缘的中点位置浅筋膜内解剖出颈丛皮支,向上、向前分别找出枕小神经、耳大神经和颈横神经。枕小神经细小,周围浅筋膜较致密,其勾绕副神经,沿胸锁乳突肌后缘向上行,分布于枕部皮肤。耳大神经较粗大,沿胸锁乳突肌表面上行,分布于耳郭及腮腺区皮肤。颈横神经越过胸锁乳突肌表面横行至颈前。自胸锁乳突肌后缘中点向下有锁骨上神经的3个分支,分布于颈外侧、胸上部及肩部皮肤。在远侧端剪断颈横神经和锁骨上神经,并游离至胸锁乳突肌后缘中点处。将枕小神经和耳大神经保留在原位。

保留上述浅静脉和皮神经,剥除浅筋膜。修洁并观察封套筋膜及其构成的胸锁乳突肌鞘和下颌下腺鞘。

2. 舌骨上区的解剖

(1)解剖颏下三角:剥除颏下区的封套筋膜,清理两侧的二腹肌前腹内侧缘,观察颏下三角的境界。寻找并清除颏下淋巴结及疏松结缔组织,暴露下颌舌骨肌。下颌舌骨肌构成颏下三角的底,注意观察两侧下颌舌骨肌在正中线愈着。沿颈前正中线及舌骨体切断下颌舌骨肌的附着点,显露深面的一对颏舌骨肌,观察起止及纤维走行方向。

(2)解剖下颌下三角

1)切开封套筋膜,修洁二腹肌前腹和后腹,观察下颌下三角的境界。切开深筋膜浅层形成的下颌下腺鞘,观察下颌下腺表面与下颌骨体下缘之间的下颌下淋巴结,观察后剔除。观察下颌下腺。

2)在下颌下腺与下颌骨下缘之间显露面动脉,该动脉在舌动脉起点稍上方起自颈外动脉,经过二腹肌深面进入下颌下三角,再经下颌下腺前部深面的沟内前行。追踪面动脉绕过下颌骨下缘至面部。观察面动脉和下颌下腺的位置关系。

3)于下颌骨下缘和面动脉后方分离面静脉,向下追踪分离面静脉,进入下颌下三角。面静脉经过下颌下腺浅面与下颌后静脉前支汇合成面总静脉,注入颈内静脉。

4)将下颌下腺翻向上,修洁二腹肌后腹和茎突舌骨肌,紧贴下颌骨切断二腹肌的前腹,向后翻开,修洁下颌舌骨肌,在下颌下腺前部深面与下颌舌骨肌之间分离下颌舌骨肌神经。

5)剥除下颌下腺鞘,游离下颌下腺浅部,将其拉向后上方。清理下颌舌骨肌和舌骨舌肌,将下颌舌骨肌拉向前,显露位于下颌舌骨肌和舌骨舌肌之间的下颌下腺深部,解剖分离深部前缘所连的下颌下腺导管。在下颌下腺导管上方和下方分别游离出舌神经和舌下神经,然后在舌神经和下颌下腺深部之间显露下颌下神经节,并观察下颌下神经节与舌神经和下颌下腺的关系。

6)在舌骨大角与舌下神经之间寻找舌动脉,该动脉前行经过舌骨舌肌后缘进入其深面。

3. 舌骨下区的解剖

(1)观察封套筋膜:剥除所有浅筋膜,修洁并观察颈深筋膜浅层(封套筋膜)。此区的封套筋膜从颈部前正中线起,向上连于舌骨体、下颌骨下缘,向两侧覆盖于颈前区,并包绕舌骨下肌群,向后分两层依次包裹胸锁乳突肌、斜方肌后,延伸至颈后区后正中线上。封套筋膜在颈部环绕形成胸锁乳突肌鞘、斜方肌鞘;在舌骨上部包裹二腹肌前腹和下颌下腺;在面后部,浅、深两层包裹腮腺;在颈静脉切迹上方 3~4cm 处,分浅、深两层附着于胸骨柄上端前、后缘,两层筋膜之间形成胸骨上间隙,内有颈静脉弓、颈前静脉下段、胸锁乳突肌胸骨头、淋巴结及脂肪组织等。

(2)解剖颈静脉弓:自颈前正中线向外侧剥离封套筋膜至胸锁乳突肌前缘,显露舌骨下肌群。舌骨下肌群位于颈前部、舌骨下方正中线的两侧,居喉、气管、甲状腺的前方,每侧有4块,分浅、深两层排列,各肌名称与其起止点一致,包括胸骨舌骨肌、肩胛舌骨肌、胸骨甲状肌和甲状舌骨肌。在胸骨上间隙处仔细由中线向外侧翻起封套筋膜的浅层,寻找此间隙内由左、右颈前静脉分支吻合而成的颈静脉弓以及周围的淋巴结。

(3)解剖胸锁乳突肌:清理胸锁乳突肌和肩胛舌骨肌上腹,观察颈动脉三角和胸锁乳突肌区的境界。颈动脉三角由胸锁乳突肌上份前缘、肩胛舌骨肌上腹和二腹肌后腹围成。胸锁乳突肌起自胸骨柄前面和锁骨的胸骨端，两头汇合斜向后上方，止于颞骨的乳突。切断胸锁乳突肌在胸骨柄和锁骨上的起点，仔细向后上方翻起至止点，注意该肌深面有肩胛舌骨肌中间腱、后缘中点附近有副神经和枕小神经，寻找观察支配此肌的副神经和颈外动脉的分支。副神经经二腹肌后腹深面入颈动脉三角，继续经颈内动、静脉之间行向后外侧，自胸锁乳突肌上份穿入该肌，并发出肌支支配该肌，本干向后行向后下，进入枕三角，暂不探查。

（4）解剖颈袢及气管前筋膜：于胸骨舌骨肌、肩胛舌骨肌和胸锁乳突肌围成的三角内，在舌骨下肌群各肌下份外侧缘的筋膜中，寻找由颈袢发至各肌的神经，逆行向上追寻、观察颈袢。沿着颈袢继续向上追踪分支，可见舌下神经降支沿颈总动脉下降参与组成颈袢上根。舌下神经降支是由第1颈神经前支的部分纤维先随舌下神经走行，至颈动脉三角内离开舌下神经所形成。仔细在颈内静脉的内侧或外侧找到参加颈袢的颈2、颈3的颈丛分支，其参与组成颈袢的下根。颈袢的上、下两根在颈动脉鞘的表面合成颈袢。颈袢的位置高低有变异，通常位于肩胛舌骨肌中间腱的上缘附近，约平环状软骨弓水平。颈袢分支支配肩胛舌骨肌、胸骨舌骨肌和胸骨甲状肌。

（5）解剖颈动脉鞘：沿颈内静脉及颈动脉鞘的周围，检查颈外侧深淋巴结，并以肩胛舌骨肌为界，分为颈外侧上深淋巴结和颈外侧下深淋巴结两群，观察后将前者清除掉，以暴露颈动脉鞘，后者待解剖颈根部时再作处理。颈动脉鞘上起自颅底，下续纵隔，鞘内全长有颈内静脉和迷走神经，鞘内上部有颈内动脉，下部为颈总动脉。纵向切开颈动脉鞘，显露颈内静脉、颈内动脉和颈总动脉。在颈总动脉、颈内动脉和颈内静脉之间仔细分离筋膜，找出迷走神经干。迷走神经在此处发出喉上神经和心支。在颈动脉三角内，沿迷走神经干前方仔细观察，找出沿颈总动脉表面下降，最后下行入胸腔参加形成心丛的迷走神经心支。观察颈内静脉、颈内动脉、颈总动脉和迷走神经的位置关系。在颈动脉鞘内，颈内静脉位于颈总动脉和颈内动脉的外侧。颈内静脉在颈部收纳的属支有面静脉、舌静脉、甲状腺上静脉和甲状腺中静脉。向上修洁颈总动脉，寻找、观察颈总动脉分为颈内、颈外动脉的高度，一般约在平齐甲状软骨上缘或更高水平处，颈总动脉分为颈内动脉和颈外动脉。在此分叉处，注意观察颈总动脉末端和颈内动脉起始部，管壁向外膨大形成颈动脉窦，窦壁内有压力感受器。颈外动脉起始段沿颈内动脉的前内侧上行，后转至其外侧。将颈内动脉向内翻，在窦的后壁，靠近颈总动脉分叉处，注意观察有借结缔组织相连的一米粒大小的颜色较深的椭圆形小体，称颈动脉小球，其为化学感受器。颈动脉窦和颈动脉小球通过神经反射调节血压和呼吸，其神经来自舌咽神经发出的颈动脉窦支，可于颈内、颈外动脉分叉处的后方辨认。

（6）颈外动脉的分支及有关神经的解剖：颈内动脉在颈部无分支，此为颈内、颈外动脉的重要鉴别点。在颈外动脉下段的前壁上，约平甲状软骨上缘与舌骨大角之间的高度，找出甲状腺上动脉，其自起始部走向前下至甲状腺侧叶的上端，分布于甲状腺和喉，有同名静脉伴行，回流至颈内静脉。在甲状腺上动脉起点处的稍上方，依次剥离出舌动脉和面动脉，并追踪至二腹肌后腹的深面。舌动脉行向前上，潜入口腔底，入舌。面动脉在约平下颌角处起始，向前经下颌下腺的深面，于咬肌止点的前缘绕过下颌骨下缘至面部。面动脉在咬肌前缘绕下颌骨下缘处位置表浅，在活体可摸到其搏动。用手触摸甲状软骨和舌骨，在两骨之间找到喉上神经的喉内支，该神经较粗，行经颈内、颈外动脉的深面，与甲状腺上动脉发出的喉上动脉一起穿甲状舌骨膜进入喉。寻找汇入颈内静脉的面静脉，修洁二腹肌下缘，于颈内、颈外动脉的浅面解剖出横行于二腹肌后腹下缘附近的舌下神经。该神经于舌骨大角上方行于下颌舌骨肌和舌骨舌肌之间，分布至舌肌。

（7）解剖肌三角及其内容：此三角位于颈前正中线与胸锁乳突肌前缘、肩胛舌骨肌上腹之间。平胸骨柄上缘水平，切断胸骨舌骨肌；平环状软骨水平，横断肩胛舌骨肌，将肩胛舌骨肌与胸骨舌骨肌连同其颈袢发出的肌支向上翻转至舌骨，修洁深层的胸骨甲状肌和甲状舌骨肌，然后自胸骨甲状肌下端切断该肌并翻起向上至甲状软骨，暴露甲状腺及气管颈部表面的颈深筋膜中层（气管前筋膜），即内脏筋膜。该筋膜位于舌骨下肌群深面，包裹咽、食管颈部、喉、气管颈部、甲状腺和甲状旁腺等器官，观察该筋膜包裹甲状腺形成的甲状腺鞘（假被膜）。注意观察"H"形的甲状腺及其左、右侧叶的形状及峡部的位置，在峡部的上方，有时有一向上延伸的长短不一的锥状叶。甲状腺位于气管上端的前方及喉与气管、咽与食管的两侧。峡部位于第1~3或2~4气管软骨水平。两个侧叶的后外侧与颈动脉鞘相接触，有时叶的下极可伸达胸骨后方，称为胸骨后甲状腺。甲状腺的外膜即纤维囊，称真被膜。真、假被膜之间形成囊鞘间隙，内有疏松结缔组织、血管、神经及甲状旁腺。在甲状腺与气管、食管上端邻接处，假被膜内层即腺鞘后层增厚形成甲状腺悬韧带。甲状腺悬韧带使甲状腺两侧叶内侧和峡部后面连于甲状软骨、环状软骨及气管软骨环，将甲状腺固定于喉及气管壁上。因此，吞咽时，甲状腺随之上下移动。

在甲状腺侧叶的上极附近，找出甲状腺上动、静脉，并在其内后方找出与其伴行的喉上神经喉外支，注意观察喉外支离开该动脉处距甲状腺上极的距离。甲状腺上动脉是颈外动脉的分支，而甲状腺上静脉回流至颈内静脉。进一步沿着甲状腺上动脉向上寻找喉上神经喉内支，并追踪至穿入甲状舌骨膜处。喉上神经是迷走神经在颈部最大的分支，约在舌骨大角处分为内、外两支。内支与喉上动脉伴行，穿甲状舌骨膜入喉，分布于声门裂以上的喉黏膜及舌根、会厌等处，传导一般内脏感觉；外支细小，伴甲状腺上动脉下行，为特殊内脏运动纤维，支配环甲肌。

在甲状腺峡部下方的气管前间隙内，寻找甲状腺最下动脉（出现率约为10%）及由甲状腺下静脉互相吻合形成的静脉丛。甲状腺最下动脉较小，一般起自头臂干或主动脉弓，沿气管颈部前方上行，至甲状腺峡，参与甲状腺动脉之间的吻合，在进行甲状腺手术或低位气管切开时需加以注意。甲状腺下静脉一般汇入头臂静脉。

在甲状腺侧叶外侧缘的中份，找出甲状腺中静脉，追踪至颈内静脉。然后将甲状腺侧叶翻向内侧，显露甲状腺侧叶后面，在甲状腺的下极附近寻找甲状腺下动脉，该动脉是锁骨下动脉甲状颈干的分支，沿前斜角肌内侧缘上升，至第6颈椎平面，在颈动脉鞘与椎血管之间弯向内侧，从甲状腺侧叶后面进入腺体。甲状腺下动脉一般发出上、下两支，与甲状腺上动脉吻合，分布于甲状腺、甲状旁腺、气管和食管。

在环甲关节后方或者气管食管旁沟内找出喉返神经，其是迷走神经的分支。左喉返神经勾绕主动脉弓，右喉返神经勾绕右锁骨下动脉，经气管食管旁沟上行，至环甲关节后方进入喉，称为喉下神经，其运动纤维支配环甲肌以外所有的喉肌，感觉纤维分布于声门裂以下的喉黏膜。注意观察左、右侧喉返神经在行程上的区别及其与甲状腺下动脉的交叉关系。甲状腺下动脉约在甲状腺侧叶中、下1/3交界处的后方与喉返神经相交。左喉返神经位置深，行程较长，多在甲状腺下动脉后方与其交叉；右喉返神经位置浅，行程较短，多在甲状腺下动脉前方与其交叉或穿行经过该动脉的两个分支之间。

在甲状腺前面切开甲状腺假被膜（囊），翻开观察被覆于甲状腺实质表面的纤维囊（真被膜），并注意假被膜（囊）在甲状腺侧叶后方逐渐增厚，附于喉软骨和上位气管软骨上形成的甲状腺悬韧带。在甲状腺的假被膜（囊）内，甲状腺侧叶后面上、下部的腺实质或结缔组织中，寻认上、下甲状旁腺，棕黄色、扁圆形，上、下各一对，直径为0.6～0.8cm。上甲状旁腺多位于甲状腺侧叶上、中交界处的后方；下甲状旁腺多位于侧叶下1/3的后方。

【解剖与临床】

1. 甲状腺次全切除手术

（1）切口部位及层次：在颈静脉切迹上方两横指处，顺皮纹横向呈弧形切开皮肤、浅筋膜及颈阔肌，切口两端可稍超过胸锁乳突肌前缘，翻起皮瓣后，沿颈前正中线分离颈深筋膜浅层，并横向切断两侧的胸骨舌骨肌和胸骨甲状肌，再进一步分离甲状腺假被膜（囊），显露甲状腺。

（2）甲状腺上动脉的结扎部位：通常在假被膜（囊）外。喉上神经外支伴行甲状腺上动脉的后内侧，在距甲状腺上极0.5～1.0cm处，外支离开动脉转向内侧分布于环甲肌，故结扎甲状腺上动脉应以紧靠甲状腺上极为宜。但在少数（15%）情况下，神经与动脉紧密伴行或行于动脉分支之间，此时应在囊内甲状腺上极以下结扎甲状腺上动、静脉，方可避免损伤神经。

（3）甲状腺下动脉与喉返神经的关系：甲状腺下动脉与喉返神经约在甲状腺侧叶中、下1/3交界处的后面彼此交叉，由于交叉关系比较复杂，所以在甲状腺手术时应稳妥显露喉返神经。如果该神经不易发现，则应避开它可能隐藏的部位。显露喉返神经的一个重要标志是环甲关节（或甲状软骨下角），神经常在环甲关节的后方上行入喉。左、右喉返神经约有50%位于气管与食管的左、右侧旁沟内；其次是右喉返神经多位于气管与食管的右侧旁沟的前方（气管旁），而左喉返神经则常位于左侧旁沟的后方（食管旁）；比较罕见的是喉返神经（尤其是右侧）穿行于腺体内或属于不返行的喉返神经。鉴于以上情况，在行甲状腺手术时，应在距甲状腺侧叶较远处结扎甲状腺下动脉。手术时如若未能显露喉返神经，则应考虑喉返神经是否属于比较罕见的情况，特别是右侧不返行的喉返神经，易误认为是甲状腺下动脉或甲状腺中静脉而错误结扎。

（4）甲状腺中静脉的处理：该静脉是一支比较粗而短的血管，从腺体的中份离开，沿肩胛舌骨肌内侧缘越过颈总动脉，注入颈内静脉。常因在甲状腺手术时剥离甲状腺假被膜时被撕裂。撕裂后由于血管回缩，导致止血困难。因此，应在剥离甲状腺假被膜（囊）之前，予以双重结扎并切断该血管。

（5）保留甲状旁腺：甲状腺手术的主要并发症之一是损伤或摘掉了甲状旁腺，造成甲状旁腺功能低下。因此，要熟悉甲状旁腺的位置，以减少损伤和切除的可能。在手术时，尽管有人以甲状腺下动脉进入甲状腺处为依据，即在动脉的上、下方 2.5～3cm 处，寻找上、下甲状旁腺，但在寻找和辨认中仍然比较困难。因此，临床外科常在已切除的组织中仔细寻找甲状旁腺，将其重新植入体内，或对甲状腺采取楔形切除方法，以减少切除甲状旁腺的可能。

2. 小儿气管切开术　在 3～5 岁的小儿，胸腺、左头臂静脉、头臂干乃至主动脉弓等结构，均有可能延伸到胸骨颈静脉切迹的稍上方，达气管颈部的前面；在第 2～4 气管软骨环的前方及下方，有甲状腺峡、甲状腺下静脉丛及甲状腺最下动脉；在气管颈部的两侧，颈总动脉与气管间的距离，自上而下又逐渐靠近。因此，行气管切开手术，特别是施行小儿气管切开术时，应注意：①采取头正中后仰位；②在第 3～5 气管软骨环的范围内切开气管，但不宜过深，以免伤及气管后壁；③切勿切断第 1 气管软骨环，以免术后发生喉狭窄；④不应低于第 5 气管软骨环，以免损伤上述的头臂静脉和头臂干诸结构。

3. 颈部手术切口　颈部具有皮肌颈阔肌，其薄而宽阔，起自胸大肌和三角肌表面的筋膜，向上内止于口角、下颌骨下缘和面下部的皮肤。颈阔肌受面神经颈支支配，作用主要为将口角及下颌向下拉，并使颈部出现皱褶。因此在进行颈部手术时，为了术后美观和皮肤良好愈合，常采用横切口，并要避免损伤面神经颈支，以免造成局部皮肤松弛。在进行术后皮肤缝合前，需要单独将颈阔肌对接缝合，防止术后出现瘢痕等现象。

【思考与练习】

1. 一患者经过影像学检查发现颈动脉鞘内颈总动脉分叉处出现实性占位，请问下列哪项结构不与实性占位的内侧相毗邻（　　）

　　A. 甲状腺侧叶　　　　　　　　　　B. 喉与气管

　　C. 咽与食管　　　　　　　　　　　D. 喉返神经

　　E. 颈交感干

答案：E

2. 一患者在进行颈部区域局部手术时，采用自胸锁乳突肌后缘中点位置进行麻醉的方法，下列哪条神经不属于被麻醉的区域（　　）

　　A. 面神经　　　　　　　　　　　　B. 枕小神经

　　C. 耳大神经　　　　　　　　　　　D. 颈横神经

　　E. 锁骨上神经

答案：A

3. 一患者因甲状腺肿瘤进行手术，医师在进行甲状腺血管探查时发现，有一动脉起自颈外动脉起始部前壁，与一神经伴行并行向前下方，至甲状腺上端附近分为前、后两支。请问与此动脉伴行的神经是（　　）

　　A. 喉上神经外支　　　　　　　　　B. 喉上神经内支

　　C. 喉返神经外支　　　　　　　　　D. 喉返神经内支

E. 迷走神经

答案：A

4. 医师在进行甲状腺手术时发现，患者甲状腺被气管前筋膜所包裹，该筋膜从而成为甲状腺的鞘，它又称为（　　）

A. 甲状腺假被膜   B. 甲状腺囊

C. 甲状腺真被膜   D. 甲状腺纤维囊

E. 甲状腺囊鞘间隙

答案：A

5. 一患者出现面部潮红、无汗、瞳孔缩小、睑裂变窄、上睑下垂、眼球内陷等症状，进一步检查发现甲状腺肿大，由此你可以推断，该患者可能是因为肿大的甲状腺压迫了（　　），从而引起上述症状。

A. 气管、咽与食管   B. 迷走神经

C. 喉返神经   D. 颈交感干

E. 喉上神经

答案：D

实验二　颈外侧区、颈根部的解剖

【学习目标】

（一）知识目标

1. 知道颈筋膜分层、范围；颈筋膜间隙的位置、交通和临床意义。

2. 熟记锁骨下静脉的位置及属支。

3. 熟记锁骨下动脉的起止、行程、主要分支和分布。

4. 记忆副神经的行程和分布。

5. 记忆颈丛、臂丛的组成、位置和分布概况。

6. 记忆斜角肌间隙的境界及内容。

7. 记忆椎动脉三角的境界及内容。

（二）能力目标

1. 能够找到副神经、斜方肌、颈丛皮支、颈丛神经根、胸锁乳突肌、肩胛提肌、前斜角肌、中斜角肌、后斜角肌、膈神经、臂丛神经根、肩胛上神经、肩胛背神经、胸长神经、锁骨下动脉、锁骨下静脉、椎动脉、甲状颈干、颈横动脉、肩胛上动脉、甲状腺下动脉、胸导管、迷走神经、喉返神经、锁骨上淋巴结、胸廓内动脉、颈交感干及其神经节等结构。

2. 能够描述颈部的层次结构，特别是颈丛、臂丛神经根及其与周围局部结构的位置关系。

【实践操作】

（一）体位和切口

1. 体位 尸体取仰卧位，头部尽量后仰显露整个颈部。

2. 皮肤切口 实验一中颈前区、胸锁乳突肌区的解剖已完成。

（二）解剖操作

1. 颈外侧区的解剖

（1）浅层结构的解剖：将胸锁乳突肌、颈阔肌和颈丛皮支摆回原位，观察胸锁乳突肌后缘、斜方肌前缘和锁骨中 1/3 上缘围成的颈外侧区的范围及其被肩胛舌骨肌下腹分为枕三角和锁骨上大窝的情况。枕三角由胸锁乳突肌后缘、斜方肌前缘和肩胛舌骨肌下腹上缘围成。注意观察颈深筋膜

浅层（封套筋膜）连于胸锁乳突肌和斜方肌之间。锁骨上大窝由肩胛舌骨肌下腹、胸锁乳突肌下份的后缘和锁骨上缘中 1/3 围成。清理颈外侧区浅筋膜，在枕三角内清除封套筋膜，注意避免损伤此区域的副神经。

观察解剖出的颈外静脉，其由胸锁乳突肌表面向下斜行于该肌后缘下份，于锁骨中点上方 2～5cm 处穿颈深筋膜，汇入锁骨下静脉或静脉角。该静脉末端虽有静脉瓣，但不能有效阻止血液反流，当上腔静脉回心血流受阻时，可以造成颈静脉怒张的临床表现。此外，该静脉壁与颈深筋膜结合紧密，受损破裂时管腔不易闭合，容易导致气体栓塞。

进一步探查颈丛的皮支：锁骨上神经、枕小神经、耳大神经和颈横神经等的走行及分布范围。

（2）深层结构的解剖

1）解剖副神经：在枕三角内，于胸锁乳突肌后缘上、中 1/3 交界处，向外下方斜行至斜方肌前缘中、下 1/3 交界处的范围内，在颈深筋膜浅层的深面寻找副神经本干和第 3、4 颈神经前支至斜方肌的分支；注意观察沿副神经排列的淋巴结，行颈部淋巴结清除术时应避免损伤副神经。副神经较颈丛各分支粗，本干经二腹肌后腹深面，在胸锁乳突肌上部的前缘穿入并发出分支支配该肌。继续向外下方走行，从胸锁乳突肌后缘上、中 1/3 交界处浅出，有枕小神经勾绕是确定副神经的标志。约在斜方肌前缘中、下 1/3 处进入该肌，并支配之。注意在副神经下方约一指宽处有第 3、4 颈神经前支的分支与副神经并行，进入斜方肌深面，勿混淆。

2）解剖颈丛：将颈内静脉和颈总动脉拉向内侧，根据找到的颈丛皮支逆行寻找确认颈丛的各神经根。颈丛深面为肩胛提肌和中斜角肌，注意鉴别。颈丛内下方为前斜角肌，注意观察、辨认前斜角肌表面的椎前筋膜覆盖有膈神经。膈神经发自颈丛，自外上走向内下，最终在颈根部经胸膜顶的前内侧、迷走神经的外侧，穿经锁骨下动、静脉之间进入胸腔。

3）解剖臂丛及其分支：清理组织间隙内残存的筋膜和脂肪组织，在前、中斜角肌之间解剖出臂丛的上、中和下 3 干，追踪观察臂丛的 5 个神经根（C_5～T_1 的前支）。臂丛上干多由颈 5 和颈 6 神经的前支于中斜角肌的外侧缘合并而成；颈 7 脊神经的前支延续形成中干；颈 8 神经的前支和胸 1 神经前支的一部分于前斜角肌后方汇合形成下干。注意观察在锁骨中点上方，为锁骨上臂丛神经阻滞麻醉处。沿臂丛的上干或者上干的后股向后外方解剖出肩胛上神经，该神经较粗，向后走行，经过肩胛上切迹与同名血管伴行进入冈上窝，分布于冈上肌、冈下肌和肩关节，暂不进行追踪解剖。沿第 5 颈神经根追寻肩胛背神经，其多穿过中斜角肌向后越过肩胛提肌分布于肩背部，留待肩背部解剖时再做追寻。此外，在臂丛和中斜角肌之间寻找由第 5～7 颈神经前支发出分支形成的胸长神经，此神经在臂丛主要结构的后方斜向外下走行，在第 1 肋的外侧缘跨越前锯肌上缘进入腋窝，继续沿着胸前外侧壁前锯肌表面伴随胸外侧动脉下行，分布于前锯肌和乳房外侧，留待腋窝解剖时追踪探查。

4）解剖锁骨下静脉：该静脉走行于前斜角肌前方，与内侧的颈内静脉汇合成头臂静脉，汇合处称静脉角。此外，观察锁骨下静脉的属支和毗邻，观察颈外静脉与静脉角的汇合方式。

5）解剖锁骨下动脉：观察斜角肌间隙内走行的锁骨下动脉，前斜角肌将其分为 3 段。在前斜角肌内侧为第 1 段，辨认第 1 段主要分支椎动脉、甲状颈干、胸廓内动脉和肋颈干等。注意观察椎动脉和胸廓内动脉的位置相对，分别位于锁骨下动脉上、下壁。椎动脉外侧的锁骨下动脉上壁有甲状颈干，其多发出甲状腺下动脉、肩胛上动脉和颈横动脉。肋颈干多发自锁骨下动脉第 1 段的后壁。前斜角肌覆盖的部分属于锁骨下动脉第 2 段。前斜角肌外侧为锁骨下动脉第 3 段，此段位于第 1 肋上面，外上方紧邻臂丛，前下方隔前斜角肌靠近锁骨下静脉，此段有时也可发出颈横动脉或肩胛上动脉。

2. 颈根部的解剖

（1）椎动脉三角的解剖：先离断胸锁关节和肩锁关节，然后紧贴锁骨后面和下面剥离锁骨下肌，注意保护深部的血管和神经，将锁骨摘除。清除颈外侧区深筋膜，观察椎动脉三角，其内侧界为颈长肌外侧缘，外侧界为前斜角肌内侧缘，下界为锁骨下动脉第 1 段，尖为第 6 颈椎横突前结节，后壁为第 7 颈椎横突、第 1 肋颈和第 8 颈神经前支，前方有迷走神经、颈动脉鞘、膈神经及胸导管弓（左侧）等。仔细辨认三角内的结构：椎动脉、椎静脉、胸膜顶、甲状颈干、甲状腺下动脉、颈交感干及颈胸（星状）神经节等。

（2）解剖观察前斜角肌的毗邻：其前方有膈神经、颈横动脉、肩胛上动脉和锁骨下静脉等结构，其中膈神经、颈横动脉和肩胛上动脉横跨前斜角肌前方到外侧，而锁骨下静脉跨过前斜角肌止点的前方，注意观察是否存在副膈神经。在前斜角肌的外侧主要为锁骨上大窝的内容。锁骨上大窝又称肩胛舌骨肌锁骨三角，其由锁骨中 1/3 上方、胸锁乳突肌后缘下份和肩胛舌骨肌下腹围成。锁骨上大窝内主要清理辨认臂丛、锁骨下动脉第 3 段和锁骨下静脉及淋巴结等。在前斜角肌后方，用手指探查胸膜顶和肺尖。二者的前下方有锁骨下动脉第 2 段通过。在前斜角肌的内侧，由浅入深解剖以下结构。①静脉、淋巴层：此处颈内静脉与锁骨下静脉汇合成头臂静脉，汇合处的夹角为静脉角。在左静脉角处有胸导管注入；在右静脉角处有右淋巴导管注入；在静脉角外侧锁骨上大窝处有锁骨上淋巴结。解剖观察沿颈内静脉和颈横血管排列的淋巴结，其输出管汇合成颈干，左侧注入胸导管，右侧注入右淋巴导管。位于左侧颈根部静脉角处的淋巴结称为菲尔绍（Virchow）淋巴结，在食管下段癌或者胃癌时常见累及，可在胸锁乳突肌后缘和锁骨上缘的交角处触到此肿大的淋巴结。②神经层：在静脉深层，锁骨下动脉的前面有膈神经和迷走神经走行，注意鉴别。膈神经位于迷走神经外侧，从前斜角肌前面，由外上向内下走行，经过锁骨下静脉后方下降进入胸腔。右迷走神经经颈内静脉后方和锁骨下动脉第 1 段前方，主干下行进入胸腔，同时发出分支勾绕右锁骨下动脉走向后上，进入右侧的气管食管旁沟。左迷走神经直接经过左颈总动脉和左锁骨下动脉之间下行，进入胸腔。③动脉层：此处为锁骨下动脉第 1 段及其发出的主要分支。主要有椎动脉、甲状颈干、胸廓内动脉和肋颈干，注意观察各动脉的走行及支配，其中椎动脉上行穿 6 个颈椎横突孔入颅腔。找到甲状颈干发出的甲状腺下动脉，以及颈横动脉和肩胛上动脉。胸廓内动脉在锁骨下动脉第 1 段下壁与椎动脉起点相对处发出，下行进入胸腔。④胸膜顶和肺尖：用手指探查胸膜顶，观察锁骨下动脉经过胸膜顶和肺尖的前方行向外侧，了解胸膜顶在颈根部的体表投影。⑤交感干：于颈动脉鞘的后方，迷走神经内侧寻找颈交感干。沿颈交感干向上、下清理，辨识颈上神经节和颈中神经节。颈上神经节一般呈梭形，较大，容易辨别；颈中神经节不明显。沿颈交感干向下追踪，观察其经过胸膜顶后方到达胸腔，寻认颈下（星状）神经节。

【解剖与临床】

1. 锁骨下静脉穿刺插管术 锁骨下静脉位于锁骨上三角内，在锁骨内侧端的后方、胸膜顶的前下方，与颈内静脉汇合成头臂静脉，并形成静脉角。锁骨下动脉和臂丛位于该段静脉的后上方，在动、静脉之间除有前斜角肌和膈神经外，左侧尚有胸导管颈部通过。在锁骨下静脉的前方，有锁骨下肌和锁骨。

根据锁骨下静脉和静脉角的投影位置，即锁骨下静脉的外端位于锁骨下缘的内、中 1/3 交点处，而静脉角则位于距锁骨内端向外约 3cm 处的锁骨后方，以上两点静脉的深度均为 2cm。因此，可由锁骨下缘的内、中 1/3 交点处，至同侧胸锁关节上缘之间作一连线，作为穿刺进针方向的标志。根据静脉的深度及其与周围结构的关系，应紧贴锁骨的后面进针。

2. 臂丛阻滞麻醉术 臂丛由第 5～8 颈神经前支和第 1 胸神经前支的大部分纤维组成，它们各自离开椎间孔后，向外下方进入斜角肌间隙，组成上、中、下干，下干位于锁骨下动脉的后方，上、中干位于锁骨下动脉的后上方。臂丛向外离开斜角肌间隙后，继续向外下方延续，在锁骨下动脉的后上方横跨第 1 肋进入腋腔。臂丛上、中、下干在向腋腔的延续过程中，均分为前、后股。一般来说，上、中干的前股构成外侧束，下干前股构成内侧束，三干的后股构成后束，三束分别位于腋动脉第 2 段的外侧、内侧和后方，最后形成具有特定分布范围的各条神经。因此，根据臂丛的组成及其根、干、股、束的配布位置，采取不同的阻滞点，其麻醉效果各异。

（1）颈路（斜角肌间隙）阻滞麻醉：以第 6 颈椎横突为标志，将麻醉药注入斜角肌间隙内。由于臂丛的上、中、下干在此比较分散，下干位置较深，故药物仅阻滞上、中干，其阻滞效果适用于肩部及其稍下方的手术。对臂部远端以下的手术，如涉及尺神经分布范围，则常出现阻滞不全现象。

（2）锁骨上路阻滞麻醉：进针点在锁骨中点上方一横指处。臂丛的上、中、下干在此处均集中于锁骨下动脉的后上方，故阻滞效果比较完全，适用于上肢所有手术，但应注意勿伤及血管，更不可进针过深，以免损伤胸膜顶和肺尖。

3. 颈部淋巴结活检术 颈部淋巴结主要围绕颈外静脉、颈内静脉、静脉角、锁骨下静脉以及颈横动脉和副神经外支周围等处，因此在颈部淋巴结活检术中，应注意避免损伤以上结构。在颈动脉三角与肌三角内，应注意保护颈动脉鞘，以免损伤颈内静脉、颈总动脉、迷走神经以及颈袢。

在锁骨上大窝内，因淋巴结主要沿锁骨下静脉、静脉角以及颈横动脉排列，应注意保护。特别是在左颈根部静脉角附近，应防止损伤胸导管颈段；在右静脉角附近，应防止损伤右淋巴导管。

在枕三角内，副神经周围淋巴结和副神经外支紧密相邻，故在活检手术时，勿损伤副神经外支，否则，将导致斜方肌瘫痪，出现肩部及上肢运动受限。

4. 颈肋和异常前斜角肌的临床表现 颈肋为先天性出现的额外肋，大小及形状变化较大，其后端连于第 7 颈椎横突，前端多与第 1 肋形成关节或结合在一起。当颈肋长度超过 5cm 时，则可导致通过斜角肌间隙的锁骨下动脉和臂丛下干的上移，从而出现与异常前斜角肌相似的症状，如果锁骨下动脉被撑起，形成弯曲，可出现高位动脉搏动，严重时可出现桡动脉搏动减弱或消失，肢体呈现苍白、贫血、肿胀等；由于臂丛下干受压，沿着臂部和前臂内侧可出现麻木、感觉异常，甚至疼痛等症状。也有 10%的人有颈肋，但不一定出现上述的典型症状。

【思考与练习】

1. 一患者因身体不适、颈部肿块来医院就诊，进一步行 B 超检查发现其左侧颈根部静脉角处淋巴结肿大，下列相关描述中，正确的是（　　　）

A. 此处淋巴结又称菲尔绍（Virchow）淋巴结

B. 此处淋巴结又称为颈内静脉二腹肌淋巴结

C. 此处淋巴结又称颈内静脉肩胛舌骨肌淋巴结

D. 当肺癌或胃癌转移时，常可累及该淋巴结

答案：A

2. 一患者在进行颈根部手术治疗时，临床医师发现其前斜角肌表面有一神经自外上向内下走行通过，进入胸腔，此神经是（　　　）

A. 迷走神经　　　　　　　　　　　　B. 颈交感干

C. 膈神经　　　　　　　　　　　　　D. 喉上神经

E. 喉返神经

答案：C

3. 一患者在进行颈外侧区手术时，医师发现在胸锁乳突肌后缘上、中 1/3 交点处有一神经进入枕三角，神经主干向外下方走行，最后进入斜方肌前缘中、下 1/3 交界处。请问这是什么神经（　　　）

A. 迷走神经　　　　　　　　　　　　B. 膈神经

C. 喉上神经　　　　　　　　　　　　D. 喉返神经

E. 副神经

答案：E

4. 一患者行动脉造影术时发现颈椎横突孔内有一动脉走行，请问这个动脉的上一级来源一般是（　　　）

A. 甲状颈干　　　　　　　　　　　　B. 椎动脉

C. 胸廓内动脉　　　　　　　　　　　D. 肋颈干

E. 锁骨下动脉

答案：E

5. 一医师在给患者进行颈根部手术时发现，在右侧颈总动脉和右颈内静脉之间有一神经结构，其在到达右锁骨下动脉第 1 段前面时发出一个勾绕右锁骨下动脉下方并返回颈部的分支。请问这个分支是什么（　　　）

A. 右迷走神经　　　　　　　　　B. 右膈神经

C. 右喉返神经　　　　　　　　　D. 右喉上神经

E. 右颈交感干

答案：C

第三章　胸　　部

胸部（chest）位于颈部、腹部与上肢之间，由胸壁、胸腔和胸腔内器官组成。

胸廓是胸部的骨性支架，由胸骨、肋、胸椎和它们之间的连结共同构成。肋与肋之间为肋间隙，其内为肋间组织，外面被覆连接上肢的肌肉及其背部的固有肌，内衬胸内筋膜，共同构成了胸壁。因此胸廓和软组织构成胸壁，胸壁和膈围成胸腔。

胸腔上方为胸廓上口，通向颈根部；下方为膈，分隔胸腔与腹腔；前壁为胸骨及肋软骨；后壁为脊柱胸段；两侧壁为肋及肋间隙。胸腔的脏器和结构可区分为两侧的胸膜和肺，中部的纵隔；包裹心、肺的浆膜还围成两个胸膜腔和一个心包腔。

一、体 表 标 志

在尸体上确认以下体表标志：颈静脉切迹、胸骨角、胸骨体、剑突、肋弓、锁骨及第 2 肋以下各肋。

确认以下体表标志线：前正中线、胸骨线、胸骨旁线、锁骨中线、腋前线、腋中线、腋后线、肩胛线。

二、境界与分区

胸部的上界是胸骨的颈静脉切迹沿锁骨到肩锁关节，再到第 7 颈椎棘突。胸部的下界相当于胸廓的下口，由剑突向两侧，沿着肋弓到第 10 肋、第 11 肋、第 12 肋、第 12 胸椎棘突。胸部和上肢的界线是三角肌的前、后缘。因膈为穹窿状，故胸腔的境界与体表胸部和腹部的分界并不一致，部分腹腔脏器（如肝、脾、肾、肾上腺等）可由胸壁遮盖保护，而胸膜顶、肺尖、小儿的部分胸腺也会向上突入颈根部。

胸部分为胸壁和胸腔两部分。胸壁又可分为胸前区、胸外侧区和胸背区。胸前区位于前正中线和腋前线之间；胸外侧区位于腋前线和腋后线之间；胸背区位于腋后线和后正中线之间。胸腔分为中部和左、右部，中部被纵隔占据，左、右部主要容纳肺和胸膜等结构。

实验一　胸壁、胸膜和肺的解剖

【学习目标】

（一）知识目标

1. 知道肋间隙中血管、神经的来源、走行、配布规律及其临床意义。

2. 知道胸膜、胸膜腔、胸腔内脏器；胸膜腔穿刺的部位及经过的层次结构。

3. 记忆胸骨角、锁骨下窝、肋间隙及肋弓等体表标志及胸部的标志线；固有胸壁的构成；胸廓内动脉的行程及其临床意义。

4. 熟记胸膜腔及隐窝的构成，胸膜顶及各胸膜隐窝的位置及临床意义。

5. 熟记肺韧带的构成；肺根的构成及各结构间的排列关系。

6. 知道气管、主支气管、叶支气管和肺段支气管、肺叶、肺段及其临床意义。

7. 熟记胸膜及肺的体表投影。

（二）能力目标

1. 能够找到肋间前动脉、肋间后动脉、肋间神经、胸廓内动脉、肺韧带、肺根等结构。

2. 能够描述出胸膜腔穿刺所经过的层次结构。

【实践操作】

（一）体位和切口

1. 体位　尸体取仰卧位，背部垫高。

2. 皮肤切口

（1）自胸骨柄上缘沿前正中线向下切至剑突（图 3-1a）。

（2）自前正中线切口上端向外沿锁骨作一横切口至肩峰（图 3-1b）。

（3）自前正中线切口下端向外下沿肋弓作一弧形切口至腋后线（图 3-1c）。

（4）自前正中线切口下端向外上对着乳头方向作一斜切口至乳晕（男性）或乳房周缘（女性），然后作环形切口，之后从环形切口对侧继续向外上作一斜行切口至腋前襞上部（图 3-1d）。

（5）臂前上、中 1/3 交界处作一横切口（图 3-1e）。

（6）臂内侧连接切口图 3-1d 左端、图 3-1e 右端作一纵切口（图 3-1f）。

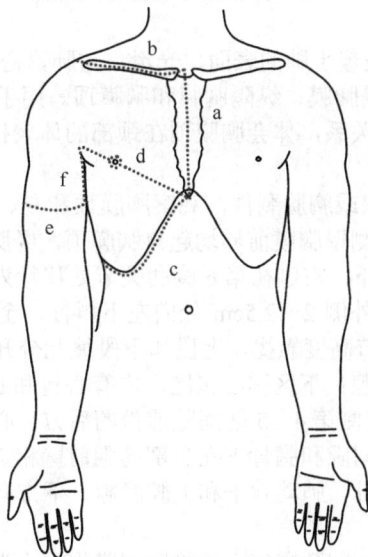

图 3-1　胸壁、胸膜和肺的解剖皮肤切口

（二）解剖操作

1. 解剖胸前壁

（1）解剖肋间肌：①在胸前壁观察肋间外肌与肋间外膜，肌纤维方向自外上斜向内下，向前在肋软骨之间延续为肋间外膜；②沿第 3 肋间隙上缘切断肋间外膜和肋间外肌，将其翻向下方，观察肋间内肌，在胸前壁的方向是由外下斜向内上；③在腋中线附近 3cm 范围内，沿肋间隙下缘切断肋间内肌将其翻向上方，显露肋间最内肌，肌纤维方向与肋间内肌相同，两肌之间走行有肋间的血管和神经。

（2）解剖肋间隙的血管和神经：①用镊子轻拉已暴露的肋间神经外侧皮支，循其走向沿肋骨下缘用刀尖划开肋间内肌，在其深面追寻肋间神经，并观察位于肋间神经上方的肋间后动脉、肋间后静脉的本干，注意观察三者的排列关系，在肋沟处，血管、神经的排列顺序自上而下依次为静脉、动脉和神经。在同一肋间隙内沿下位肋骨上缘寻找肋间后动脉和肋间神经的下支，再沿肋间神经向前追踪，可见其终支为前皮支，在胸骨外侧缘穿过肋间内肌和肋间外膜，分布于胸前区内侧部的皮肤。沿下位肋骨上缘寻认肋间后动脉下支，可见其与胸廓内动脉的肋间前支相吻合。②解剖胸廓内动脉（此动脉也可待开胸后，在胸前壁的后面解剖）：小心切除第3肋间隙的肌肉，切勿伤及胸膜，于胸骨外侧缘约1.25cm处找出该动脉，并于第1、2、4、5肋间隙分别剖出。胸廓内动脉起自颈根部的锁骨下动脉，沿胸骨两侧肋软骨后方下行，并发出肋间前动脉进入第1～6肋间隙，至第6肋间隙分为肌膈动脉和腹壁上动脉。胸廓内动脉上段发出的心包膈动脉与膈神经伴行。胸廓内动脉上段的后面紧贴胸内筋膜，下段借胸横肌与胸内筋膜相分隔。解剖观察一般有两条同名静脉与胸廓内动脉伴行。

2. 打开胸前壁

（1）逐一切开前锯肌的起点，并将该肌向后翻起，暴露肋骨至腋中线。

（2）移开锁骨（颈根部解剖时已完成），将咬骨钳自颈根部插入胸廓上口，在前斜角肌附着处的前缘剪断第1肋；再斜向外下，剪断第2肋；然后沿腋中线，自上而下依次剪断第3～10肋骨。

（3）在颈根部找出锁骨下动脉，找到其向下的分支胸廓内动脉，切断胸廓内动脉及伴行静脉。

（4）将切断的胸锁乳突肌、胸骨舌骨肌和胸骨甲状肌（颈部解剖操作已完成）向上翻起，用手指伸入胸骨柄后方分离结缔组织，用力从上方将胸前外侧壁掀起，边掀边用手钝性剥离壁胸膜，将胸前外侧壁翻向下方。在翻开的胸前外侧壁内面观察胸横肌。

（5）沿胸骨两侧循胸廓内血管的走行切开胸内筋膜和胸横肌。修洁胸廓内动脉本干及其伴行静脉，并追踪其至第6肋间隙高度分为肌膈动脉和腹壁上动脉两终支。

3. 胸膜腔探查

（1）脏胸膜即肺的外膜，被覆于肺的表面，光滑，与肺紧密结合，深入到肺裂内。

（2）壁胸膜分为肋胸膜、膈胸膜、纵隔胸膜和胸膜顶。用手依次探查，探查胸膜顶时，可把锁骨复位，观察胸膜顶与锁骨的关系，体会胸膜顶在颈部的体表投影约高出锁骨内侧1/3上方2～3cm。

（3）剥除上纵隔前部的胸腺或胸腺剩件，观察胸膜顶和左、右胸膜前界的位置。用镊子小心分离两侧壁胸膜的前界，可见两侧壁胸膜前界均起自胸膜顶，经胸锁关节后方向内下方斜行至第2胸肋关节处，两侧靠拢并垂直向下。右侧在第6胸肋关节处移行为下界，左侧在第4胸肋关节水平转向外下方，呈弓状沿胸骨左缘外侧2～2.5cm处向左下斜行，至第6肋软骨中点处移行为下界。两侧胸膜前界在第2～4胸肋关节高度靠拢，上段和下段彼此分开，形成上、下两个三角形无胸膜覆盖区，上区称胸腺区，内有胸腺；下区称心包区，内有心包和心。

（4）在胸骨体下半左侧及左侧第4、5肋间隙前份的后方，心包表面无壁胸膜，心包直接与左第4～6肋软骨前部、第4～5肋间隙和胸骨下左半部的胸前壁相邻，称为心包裸区，可经此部位进行心包穿刺。心包上方有升主动脉、肺动脉干和上腔静脉，下方有下腔静脉的心包外段，与膈中心腱愈着。

（5）在肋胸膜中点第2～6肋间隙高度之间将肋胸膜作"十"字形切口，打开胸膜腔。手伸入胸膜腔内向上、下方探查，以确认胸膜顶、肋膈隐窝、胸膜下界、肋纵隔隐窝和胸膜前界。肋膈隐窝是肋胸膜与膈胸膜反折形成的半环形间隙，左、右各一，用手指伸入此隐窝内，从剑突后方起，沿肋弓后方向两侧探查，直至脊柱侧面。肋膈隐窝是诸胸膜隐窝中位置最低、容量最大的部位，深度可达两个肋间隙。肋纵隔隐窝是肋胸膜在胸骨后面向后反折，延续为纵隔胸膜所形成的间隙，因左肺前缘有心切迹的存在，故左侧肋纵隔隐窝较大。

（6）将肺根下方的肺前缘拉向外侧，可见在肺根下方由脏胸膜反折成纵隔胸膜所形成的一纵行双层胸膜皱襞，称为肺韧带。肺韧带连于肺与纵隔之间，呈冠状位，有固定肺的作用。

4. 取肺，观察肺的形态结构

（1）取肺：平肺门处切断肺根和肺韧带后取出左、右肺。切断肺根时应尽量靠近肺门，防止损坏纵隔结构，但亦不要损伤肺组织。取出肺，放在瓷盘内，待后观察和解剖。在左肺根的前下方有心包，膈神经和心包膈血管经肺根前方下行，迷走神经在肺根后方下行。

（2）观察肺的形态：肺呈圆锥形，有一尖（肺尖）、一底（膈面）、两面（肋面和纵隔面）、三缘（前缘、后缘、下缘）。肺的前缘锐利，右肺前缘近于垂直，而左肺前缘有心切迹和左肺小舌。

肺的后缘圆钝，下缘是肋面与膈面交界处，也较锐利。左肺被斜裂分为上、下两叶，右肺被斜裂和水平裂分为上、中、下3叶。可将手伸入肺裂内体会脏胸膜折入肺裂的情况，并注意观察肺裂常不完整，因而肺叶不能完全分开。

（3）观察肺门的结构：肺的纵隔面中央有一椭圆形的凹陷称为肺门，是主支气管、肺动脉、肺静脉以及支气管动脉、支气管静脉、肺的淋巴管和神经进出肺的地方。观察出入肺门的主要结构的排列顺序：自前向后依次为肺静脉、肺动脉和支气管。自上向下，左、右肺不同：右肺为上叶支气管、右肺动脉、中下叶支气管和右肺静脉；左肺为左肺动脉、左主支气管和左肺静脉。

【解剖与临床】

1. 胸部皮瓣和肌皮瓣的临床应用

（1）胸前外侧壁外侧部皮瓣：此区的皮肤薄，皮纹细，色泽良好。皮肤移动性较大，供区切口缘容易对合，血管蒂长，是较理想的皮瓣供区。皮瓣的主要动脉为胸外侧动脉，主要皮下静脉为胸腹壁静脉。

（2）胸前外侧壁内侧部皮瓣：皮瓣的血供来自胸廓内动脉的前穿支，以第1、2前穿支的管径较大（约1.2 mm），静脉与动脉伴行。可切除相应的肋软骨，将前穿支与胸廓内血管一起切取。

（3）胸大肌肌皮瓣：由于有其他肌代偿，切取一部分或全部胸大肌不至于严重影响肩关节的功能。肌皮瓣的主要血管为胸肩峰动、静脉，主要神经为胸内、外侧神经。

2. 胸膜腔穿刺术（胸穿）的临床意义

（1）胸穿部位：肩胛线以后为下位肋上缘，肩胛线以前为肋间隙中部。

（2）常用穿刺点：穿刺点选在胸部叩诊实音最明显部位，一般常取肩胛线或腋后线第7～8肋间隙，常用于查明胸腔积液性质、抽液减压或通过穿刺给药等。

3. 肺段及其临床意义

（1）肺由肺实质和间质构成，表面覆以胸膜脏层。肺实质主要包括肺内各级支气管和肺泡，间质是肺内血管、淋巴管、神经和结缔组织的总称。主支气管进入肺反复分支，越分越细，呈树枝状，称支气管树。主支气管是气管的一级分支，肺叶支气管为二级分支，肺段支气管为三级分支。

（2）临床做气管镜检查时，在气管、主支气管和叶支气管腔内，可见到主支气管、叶支气管和段支气管的开口。每一肺叶支气管及其所属的肺组织为一肺叶。每一肺段支气管及其所属的肺组织为一支气管肺段，简称肺段。肺段呈锥形，尖朝向肺门，底朝向肺表面。肺段内有段支气管、肺段动脉和支气管血管支伴行。肺段间有少量结缔组织和段间静脉通行，收集相邻肺段的血液，是肺段切除的标志。右肺分为10个肺段，左肺分为8～10个肺段。左肺上叶的尖段支气管与后段支气管、下叶的内侧底段支气管与前底段支气管常共干，故肺段合并为尖后段或内侧前底段，这样左肺只有8个肺段。

【思考与练习】

1. 闭合性气胸多为肋骨骨折的并发症，肋骨断端刺破肺表面，空气漏入胸膜腔所造成。小量气胸不需治疗，可于1～2周内自行吸收。大量气胸，需进行胸膜腔穿刺，抽尽积气，或行胸膜腔引流术，促使肺及早膨胀，同时应用抗生素预防感染。在肩胛骨脊柱缘内侧行胸膜腔穿刺时，穿刺位置应在（　　）

A. 上位肋骨下缘　　　　　　　　　　B. 下位肋骨上缘

C. 肋间隙中部　　　　　　　　　　　D. 紧贴肩胛骨脊柱缘处

答案：B

2. 行肺根部手术，需牢记肺根内主要结构的排列顺序。左肺根内主要结构排列关系由上而下依次为（　　）

A. 肺动脉、主支气管、肺静脉　　　　B. 主支气管、肺动脉、肺静脉

C. 主支气管、肺静脉、肺动脉　　　　　　　　　　D. 肺静脉、主支气管、肺动脉

答案：A

实验二　纵隔的解剖

【学习目标】

（一）知识目标

1. 知道上纵隔各器官结构的排列关系。

2. 知道心脏的体表投影及其临床意义。

3. 熟记纵隔的境界、分区与内容。

4. 熟记主动脉弓的毗邻关系及动脉韧带、左迷走神经及喉返神经、动脉导管三角。

5. 熟记心包的组成和心包斜窦及横窦的位置及其临床意义。

6. 熟记食管、胸主动脉和胸导管等的毗邻关系。

（二）能力目标

1. 能够找到食管上（下）三角和动脉导管三角等结构。

2. 能够讲述纵隔的概念、食管上（下）三角和动脉导管三角的构成及临床意义。

【实践操作】

1. 解剖头臂静脉、上腔静脉　在胸骨柄的后方清理掉疏松结缔组织及残余的胸腺，修洁左、右头臂静脉，可见其是在胸锁关节后方由颈内静脉和锁骨下静脉汇合而成，在右侧第 1 胸肋结合处后方两条头臂静脉汇合成上腔静脉，故右头臂静脉较短；左头臂静脉较长，越过胸前正中线，后方毗邻主动脉弓的 3 大分支。从汇合处向下解剖上腔静脉，可见其在右侧第 2 胸肋关节后方穿入心包，观察奇静脉弓跨越右肺根上方汇入上腔静脉的位置。查认头臂静脉的主要属支：椎静脉、胸廓内静脉、甲状腺下静脉和肋间最上静脉等。

2. 解剖主动脉弓及其分支　在近心端剪断左、右头臂静脉并翻起，在上腔静脉左侧修洁升主动脉的心包外段、自右前方弯向左后方的主动脉弓、主动脉弓的 3 大分支（头臂干、左颈总动脉和左锁骨下动脉），追踪主动脉弓至第 4 胸椎下缘左侧移行为胸主动脉处。

3. 解剖动脉导管三角　在主动脉弓前方找出左膈神经和左迷走神经；在主动脉下方找出肺动脉干分叉处，向右分出右肺动脉，经升主动脉和上腔静脉后方行向右侧进入右肺根；向左分出左肺动脉，进入左肺根。观察由左肺动脉、左膈神经和左迷走神经围成的动脉导管三角，查看并修洁连于主动脉弓下方与左肺动脉起始处之间的动脉韧带，找出左迷走神经在主动脉弓前下方发出的左喉返神经，后者经主动脉弓下方行向深面。动脉导管三角内有动脉韧带、左喉返神经和心浅丛。心浅丛和心深丛均是迷走神经和交感干的分支交织而成，心浅丛的位置在主动脉弓前下方、右肺动脉前方，注意与位于主动脉弓和气管权之间的心深丛相鉴别。心丛的分支组成心房丛和左、右冠状动脉丛，随动脉分支分布于心肌。

4. 观察膈神经和迷走神经

（1）在颈根部找出左膈神经和左迷走神经，观察二者的行程，注意两条神经在主动脉弓上方相互交叉的情况。左膈神经继续经左肺根前面，伴左心包膈血管贴心包左侧壁下行至膈。左迷走神经在左颈总动脉与左锁骨下动脉之间下降，在主动脉弓下缘处发出左喉返神经，该神经自动脉韧带左侧绕主动脉弓下缘向后上方行走。左迷走神经本干经左肺根后方下行至食管胸部左前方，形成食管前丛，沿途尚分支参与组成左肺丛。肺丛的分支随支气管和肺血管的分支入肺。

（2）观察右膈神经。从右锁骨下动、静脉之间进入胸腔，沿右头臂静脉及上腔静脉右侧，向下经右肺根前方，伴右心包膈血管贴心包右侧壁下行至膈，最后于中心腱附近穿入膈肌纤维中。

（3）观察右迷走神经。在右锁骨下动、静脉之间分离出右迷走神经，可见其向下贴在气管胸

部的右侧，于右头臂静脉和上腔静脉的后内侧下行，并沿奇静脉内侧，经右肺根后方至食管胸部右后方形成食管后丛，沿途分支参与形成右肺丛。在右锁骨下动脉下方，找出由右迷走神经发出的右喉返神经，追踪该神经绕右锁骨下动脉下缘走向内后上方为止。

5. 观察气管、主支气管 将头臂干和左颈总动脉分别拉向外侧，向下追踪，修洁气管胸部，可见其在胸骨角平面分为左、右主支气管。游离位于气管杈前方的心深丛，在修洁气管胸部和主支气管时，可见气管胸部两侧，气管杈上、下方及主支气管周围有气管旁淋巴结和气管支气管淋巴结，观察后可将其剔除。清理气管杈，比较左、右主支气管的形态差异。

6. 解剖心包

（1）查看纤维心包，坚韧、致密，包裹心及出入心的大血管根部，并与大血管的外膜相续。

（2）找出贴于心包两侧的左、右膈神经和心包膈血管，在其前方1cm处分别作一纵行切口，在膈上方1.5cm作一横切口，使3个切口呈"U"形，将心包腔打开。

（3）将右手示指从肺动脉干左侧与左心耳之间，伸向右侧，插入到肺动脉和升主动脉后方，指尖可在上腔静脉前方伸出，手指所在间隙即心包横窦，此窦后壁为上腔静脉和左心房的前壁，前壁为主动脉和肺动脉的后方。心直视手术时可以在心包横窦前后钳夹主动脉和肺动脉以阻断血流。

（4）把心尖提起，探查左上、下肺静脉与右上、下肺静脉及下腔静脉和心包后壁之间的心包斜窦，此窦呈口向下的盲囊，前壁为左心房后壁，后壁为心包后壁。

（5）心包前壁与下壁移行处的隐窝即心包前下窦，此窦位于心包腔的前下部，心包前壁与膈之间的交角处，人体直立时，该处位置最低，心包积液常存于此窦中，是心包穿刺比较安全的部位，常于剑突与左侧第7肋软骨交角处进行穿刺。

（6）观察原位心的位置和毗邻。心尖朝向左前下方，由左心室构成，体表投影为左侧第5肋间隙与左锁骨中线交点的内侧1~2cm处。心底朝向右后上方，主要由左心房和小部分的右心房组成，隔心包壁与食管、迷走神经、胸主动脉和奇静脉相邻。胸肋面可见冠状沟和前室间沟，与胸骨下部和第3~6肋软骨相邻。膈面近水平位，向下隔心包邻膈。左、右缘隔着心包和纵隔胸膜与肺相邻。

（7）将胸前壁复位，验证心的体表投影。心的体表投影常用四点连线表示：左上点在左第2肋软骨下缘距胸骨侧缘约1.2cm，右上点在右第3肋软骨下缘距胸骨侧缘1cm，左下点在左侧第5肋间隙距前正中线7~9cm，右下点在右第6胸肋关节处。左、右上点的连线为心上界，左、右下点的连线为心下界，左上、左下点间向左微凸的弧形线为心左界，右上、右下点间向右微凸的弧形线为心右界。

7. 观察食管上三角、食管下三角

（1）在主动脉弓左上方解剖出左锁骨下动脉，食管上三角由左锁骨下动脉与后方的脊柱、下方的主动脉弓末段三者围成，仔细剥离贴附于此的胸膜，找出三角内的食管上份和胸导管。

（2）食管下三角由心包、胸主动脉和膈围成，内有食管下份，因膈穹窿较高，此三角不易观察。

8. 取心。 在心包腔内沿心包内面切断与心相连的上腔静脉、升主动脉、肺动脉干、下腔静脉和肺静脉，将心取出。

9. 解剖食管及迷走神经。 探查食管后隐窝：在右肺根下方，右侧的纵隔胸膜常在食管后方与奇静脉、胸导管及脊柱之间突向左侧，形成食管后隐窝，将左、右手分别从右侧和左侧伸入食管后方探查。由于食管后隐窝的存在，经胸作食管下段手术时可能破入右侧胸膜腔导致气胸，应格外注意。

检查食管与胸膜、气管、左主支气管、胸主动脉、奇静脉和心包的毗邻关系，追踪食管至膈的食管裂孔处。观察自气管杈以下，左迷走神经在食管前方形成的食管前丛，向下追踪至膈，再延续形成迷走神经前干；右迷走神经在食管后方形成食管后丛，向下又集中形成迷走神经后干。

10. 解剖胸主动脉。 胸主动脉自第4胸椎体下缘左侧走向右下，于第9胸椎前方经食管胸部后方与食管交叉，然后在第12胸椎高度穿膈的主动脉裂孔入腹腔。解剖胸主动脉的壁支（肋间后动脉）和脏支（支气管支和食管支）。因胸主动脉整体偏于脊柱左侧，故右侧肋间后动脉需从脊柱前方越过后再进入右侧肋间隙，左侧肋间后动脉可直接进入左侧肋间隙。在脊柱左侧寻认副半奇静脉和半奇静脉，并观察其走行、相互吻合及注入奇静脉的位置。

11. 解剖奇静脉。在脊柱右侧修洁奇静脉，在平第 4 胸椎处折向前形成奇静脉弓，跨越右肺根上方注入上腔静脉。奇静脉接纳食管静脉、支气管静脉、右侧肋间后静脉及左侧半奇静脉和副半奇静脉的汇入。

12. 解剖胸导管。将食管胸部下段拉向左前方，于奇静脉和胸主动脉之间寻找管壁菲薄的胸导管下段。沿胸导管向上，查认其行程及毗邻关系，注意其在第 4、5 胸椎之间自食管胸部后方从右侧斜向左侧，而后在上纵隔沿食管左缘与左侧胸膜之间（食管上三角处）上行至左侧颈根部。

13. 解剖胸交感干。进一步剥除脊柱两旁的胸膜及结缔组织，剖出两侧胸交感干。观察胸交感干神经节及交通支与肋间神经相连的情况。寻认自第 5~9 胸交感干神经节穿出并合在一起所形成的内脏大神经，自第 10~12 胸交感干神经节穿出的纤维组成内脏小神经。

14. 观察脊柱两侧肋间隙内的血管、神经。在肋沟处，自上而下依次解剖观察走行的肋间后静脉、肋间后动脉和肋间神经。

【解剖与临床】

1. 出现纵隔摆动的解剖学基础　　开放性气胸常可引起纵隔摆动。开放性气胸多由火器伤或锐器伤造成胸壁缺损而形成，胸膜腔与外界大气直接相交通，空气可随呼吸自由进入胸膜腔。伤侧胸腔压力等于大气压，肺受压萎陷，萎陷的程度取决于肺顺应性和胸膜有无粘连。健侧胸膜腔仍为负压，低于伤侧，使纵隔向健侧移位，健侧肺亦有一定程度的萎陷。同时由于健侧胸腔压力仍可随呼吸周期而增减，从而引起纵隔摆动（或扑动）和残气对流（或摆动气），导致严重的通气、换气功能障碍。纵隔摆动可引起心脏大血管来回扭曲以及胸腔负压受损，使静脉血回流受阻，心排血量减少。

2. 胸部皮下气肿的解剖学基础　　高压气体进入纵隔，又进入皮下组织和胸腹部皮下，可引起皮下气肿。X 线检查可见皮下和纵隔旁缘透明带。皮下气肿及纵隔气肿可随胸腔内气体排出减压而自行吸收。吸入浓度较高的氧可增加纵隔内氧浓度，有利于气肿消散。若纵隔气肿张力过高影响呼吸及血液循环，可作胸骨上窝穿刺或切开排气。

【思考与练习】

1. 动脉导管未闭确诊后，如无禁忌证应择机施行手术，中断导管处血流。目前大多数动脉导管未闭的患者可用经心导管介入方法（使用蘑菇伞或弹簧圈封堵）得到根治。下列结构与动脉导管毗邻最为密切的是（　　）

 A. 左喉返神经   B. 右主支气管

 C. 右膈神经   D. 肺动脉干

 答案：A

2. 患者因声音嘶哑入院检查，胸部 CT 显示左上纵隔肿瘤，此患者症状可能是因肿瘤影响到了（　　）

 A. 左膈神经   B. 气管胸部

 C. 左喉返神经   D. 胸交感干

 答案：C

第四章 腹 部

腹部（abdomen）是躯干的一部分，位于胸部与盆部之间，包括腹壁、腹腔及腹腔脏器。腹部自体表看，上界由剑突、肋弓、第 11 肋前端、第 12 肋以及第 12 胸椎围成；下界由耻骨联合上缘、耻骨嵴、耻骨结节、腹股沟韧带、髂嵴以及第 5 腰椎围成。

腹后壁正中为脊柱的腰段，两侧为腰大肌和腰方肌及其筋膜，腰方肌下方为髂窝，内有髂肌及其筋膜。腹前外侧壁主要由腹直肌和外侧的 3 层扁阔肌等软组织构成。

腹壁围绕的体腔为腹腔。腹腔的境界与腹部的体表境界不同，其上界是向上膨隆的膈穹窿，下方则通过骨盆上口（界线）与盆腔相通。膈穹窿最高点约平第 8 胸椎高度（腔静脉孔高度），在锁骨中线约对应第 4 肋间隙或第 5 肋高度，所以腹腔的实际范围要大大超过腹部的体表境界。

腹膜是衬贴在腹、盆壁内面，以及覆盖在腹、盆脏器表面的浆膜。大部分腹腔脏器的表面和腹壁的内面都有腹膜覆盖。腹腔内有消化系统的大部分脏器、泌尿系统的肾和输尿管，此外还有脾、肾上腺等器官以及血管、神经、淋巴管和淋巴结等结构。

一、体 表 标 志

腹部的体表标志既有骨性标志也有软组织标志。在尸体上确认以下体表标志：骨性标志有腹壁上界的剑突、肋弓，确认腹壁下界的耻骨联合上缘、耻骨结节、髂前上棘、髂嵴、髂结节等。软组织标志有白线、腹直肌、腱划、半月线、脐和腹股沟等。

二、腹部的分区

为描述腹腔脏器的体表位置，大致确定和叙述腹腔内病灶或发生症状的部位，临床上常采用九分法和四分法对腹部分区。九分法是用两条水平线和两条垂直线将腹部分为九区；上水平线为连接两侧肋弓最低点的连线；下水平线为连接两侧髂结节的连线；两条垂直线分别是通过腹股沟韧带中点作的垂直线。四分法则通过脐作一水平线和一垂直线，将腹部分为四区。

实验一　腹前外侧壁、腹股沟区的解剖

【学习目标】

（一）知识目标

1. 熟记腹部的境界及分区。

2. 熟记剑突、肋弓、髂前上棘、耻骨联合、脐、白线、半月线和腹股沟韧带等体表标志。

3. 熟记腹前外侧壁的基本层次、皮肤及浅筋膜的特点、浅动脉的分布。

4. 记忆 3 层扁肌的纤维方向、移行为腱膜的部位及腱膜形成的结构。

5. 记忆腹直肌鞘的构成及内容。

6. 记忆腹股沟管的位置、构成及内容。

7. 熟记髂腹下神经、髂腹股沟神经及腹壁下动脉的行程与分布。

（二）能力目标

1. 能够解剖操作并寻找到：髂腹下神经、腹股沟管浅环、精索（女性为子宫圆韧带）、髂腹股沟神经、腹股沟韧带、腹股沟镰（联合腱）、弓状线、腹壁下动脉和肋间神经等结构。

2. 能够解剖出腹前外侧壁各层次肌肉；找到腹直肌鞘并阐述其临床意义。

3. 能够在标本上描述出腹股沟三角和腹股沟管的境界和临床意义。

【实践操作】

（一）体位和切口

1. 体位 尸体取仰卧位。

2. 皮肤切口（图 4-1）

（1）自剑突向下沿前正中线切至耻骨联合上缘（图 4-1a，注：经脐时作环形切口）。

（2）自剑突向两侧沿肋弓向外下切至腋中线（图 4-1b）。

（3）自耻骨联合上缘沿腹股沟向外切至髂前上棘（图 4-1c）。

将皮肤自前正中线翻向外侧。

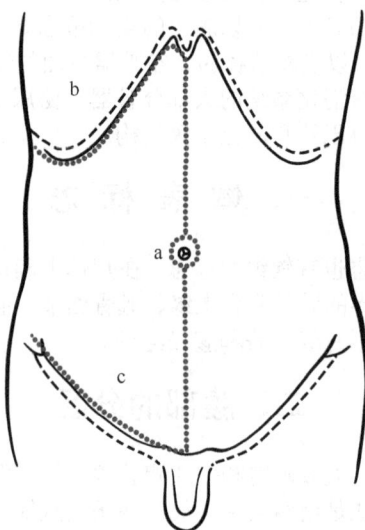

图 4-1　腹前外侧壁的解剖皮肤切口

（二）浅层结构的解剖

1. 剖查浅血管 翻开腹部皮肤，在脐周浅筋膜内探查到的静脉为脐周静脉网，它向上汇合成胸腹壁静脉，后注入腋静脉；向下形成腹壁浅静脉及外侧的旋髂浅静脉，注入大隐静脉。在下腹部剖查腹壁浅静脉和旋髂浅静脉，观察注入大隐静脉的情况；在静脉附近注意寻找伴行的旋髂浅动脉和腹壁浅动脉，找到后追踪至起点，二者均起自股动脉。

2. 辨认坎珀（Camper）筋膜和斯卡尔帕（Scarpa）筋膜 于髂前上棘平面作一水平切口，长约 10cm，深度至腹外斜肌腱膜，用刀柄钝性剥离，可看到浅层富含脂肪的组织，为 Camper 筋膜；深层为富含弹性纤维的膜性组织，为 Scarpa 筋膜。将手指伸入 Scarpa 筋膜与腹外斜肌腱膜之间，探查 Scarpa 筋膜的附着点。手指向内侧轻轻推进，至白线附近，探明其内侧附着于白线。于男性尸体，手指向下可推进阴囊肉膜深面，说明此处浅筋膜深层与阴囊肉膜及会阴浅筋膜，又称科利斯（Colles）筋膜相延续。相反，手指不能伸入股部，于腹股沟韧带下方约 1.5cm 处受阻，说明 Scarpa 筋膜附着于此处大腿阔筋膜。

3. 寻认肋间神经的皮支 剔除浅筋膜，在前正中线两侧剖出 2～3 支肋间神经的前皮支，自腹直肌鞘前层穿出；在腋中线的延长线上剖出 2～3 支肋间神经的外侧皮支，它们自腹外斜肌深面穿出，分前、后两支；在耻骨联合的外上方找到髂腹下神经的皮支，其由髂腹下神经在腹股沟管浅环上方 3～4cm 处穿至皮下形成，主要分布于耻骨联合以上的皮肤。

4. 验明以上结构后，清除全部浅筋膜，显露腹壁肌层。

（三）深层结构的解剖

1. 观察腹外斜肌　起始部呈锯齿状，起自下位 8 个肋的外面，肌束由外上斜向前下方，后部肌束向下止于髂嵴前部，上、中部肌束向内移行于腱膜，经腹直肌的前面，并参与构成腹直肌鞘的前层，至腹前正中线终于白线。

2. 切开腹外斜肌　在肋弓最低点下方，将腹外斜肌肌腹由前内向后外侧水平切至腋中线；在髂嵴最高点上方，作一个与上一切口平行、等长的水平切口；在腹外斜肌肌腹与腱膜的交界处，上述两个切口的前端，由上向下纵行切开腹外斜肌；将腹外斜肌翻向外侧，显露并观察腹内斜肌。腹内斜肌位于腹外斜肌深面，后方起于胸腰筋膜、下部起自髂嵴及腹股沟韧带外侧 2/3，肌纤维呈扇形展开，在腹外侧区，肌纤维方向自外下斜向前内上方，上部止于下 3 对肋，中部肌纤维至腹直肌的外侧缘处移行为腱膜，分前、后两层包裹腹直肌，参与腹直肌鞘前、后层的构成，最后止于白线。

3. 切开腹内斜肌　沿上述腹外斜肌切口，切开腹内斜肌，将腹内斜肌翻向外侧。腹内斜肌与腹横肌贴附在一起，其间有第 7~11 肋间神经、肋下神经及其伴行的血管经过，仔细分离，并观察这些血管、神经的走向和呈节段性分布的情况。

观察腹横肌，自上而下起自第 7~12 肋骨内面、胸腰筋膜、髂嵴前部、腹股沟韧带外侧 1/3，肌纤维向前内横行，至腹直肌的外侧缘处移行于腱膜，止于腹白线，弓状线以上参与腹直肌鞘后层构成，弓状线以下与腹外斜肌和腹内斜肌腱膜共同构成腹直肌鞘的前层。

4. 观察腹股沟区的腹外斜肌腱膜

（1）观察腹外斜肌移行为腱膜的位置：约在腹直肌外侧缘、髂前上棘与脐连线以下移行为腱膜。

（2）观察腹股沟韧带：由腹外斜肌腱膜的下缘卷曲增厚形成，连于髂前上棘与耻骨结节之间，也称腹股沟弓。

（3）观察腹股沟管浅环：在男性尸体的耻骨结节外上方解剖出位于皮下浅筋膜内的精索（女性为子宫圆韧带），观察精索自腹壁穿出的位置，腹外斜肌腱膜在此延续并包裹精索，形成精索外筋膜。用刀柄钝性分离精索（或子宫圆韧带）的内侧和外侧，显露浅环的内、外侧脚，内侧脚附着于耻骨联合，外侧脚附着于耻骨结节，观察裂隙外上方连接两脚之间的脚间纤维，具有防止两脚分离的作用。腹股沟管浅环又称"腹股沟管皮下环"，位于耻骨结节外上方，是腹外斜肌腱膜形成的一个尖向外上方的三角形裂隙，是腹股沟管的外口。

（4）观察反转韧带：提起精索，在其后方观察，来自腹股沟管浅环外侧脚的部分纤维，经精索后方向内上方反折延至腹白线，并与对侧的纤维相接，称为反转韧带或 Colles 韧带，可以加强浅环的后界。

5. 打开腹股沟管前壁　由髂前上棘至腹直肌外侧缘作一水平切口，再沿腹直肌鞘外侧缘向内下至浅环内侧脚的内侧，切开腹外斜肌腱膜，注意不要破坏浅环，然后将三角形的腱膜片向外下方翻开，便打开了腹股沟管前壁，显露管内的精索（或子宫圆韧带）。观察腹内斜肌的下部起于腹股沟韧带外侧 2/3，所以在精索外侧端的前面有腹内斜肌覆盖。腹股沟管位于腹股沟韧带内侧半的上方，从外上斜向内下，长 4~5cm，约与腹股沟韧带平行。

6. 观察腹股沟管上壁　于精索稍上方找到髂腹下神经，其来自腰丛，由腰大肌的外侧缘穿出后，在髂嵴后份上方进入腹横肌与腹内斜肌之间，在髂前上棘内侧 2~3cm 处穿出腹内斜肌后在腹外斜肌腱膜深面斜向内下方，至腹股沟管浅环上方 3~4cm 处穿至皮下。髂腹下神经发肌支支配腹壁 3 层扁肌。髂腹股沟神经也来自腰丛，位于髂腹下神经下方并与之平行，进入腹股沟管后沿精索下行，并伴精索出浅环，分布于阴囊或大阴唇皮肤。腹内斜肌和腹横肌下缘呈弓形跨过精索，构成腹股沟管上壁，此二肌的下缘分出一些小肌束附于精索而形成提睾肌。

7. 观察腹股沟管下壁和后壁　游离并提起精索，可见构成腹股沟管下壁的是腹股沟韧带内侧半；后壁为腹横筋膜，后壁的内侧部有腹股沟镰（联合腱）和反转韧带加强。

8. 探查腹股沟管深环　提起精索并沿精索向外上方牵拉腹内斜肌下缘，在腹股沟韧带中点上方一横指处（约 1.5cm）观察腹横筋膜延续为精索内筋膜，腹横筋膜围绕精索形成的环口即是腹股沟管深环。在深环内侧有时有一些纵行的纤维束加强腹横筋膜，称为凹间韧带。

9. 确认腹股沟三角 探查腹壁下动脉，其在近腹股沟韧带中点稍内侧处发自髂外动脉，体表投影为腹股沟韧带中点稍内侧与脐的连线。腹壁下动脉与腹直肌外侧缘和腹股沟韧带内侧半围成的三角形区域即腹股沟三角，此区无腹肌，三角区的浅层结构为腹外斜肌腱膜，深层结构为腹股沟镰和腹横筋膜，因此腹股沟三角是腹前外侧壁的薄弱区域，可发生直疝。

10. 解剖腹直肌鞘 在腹白线旁开 2cm 处纵向切开腹直肌鞘前层，向两侧分离鞘前层，显露腹直肌。因鞘的前层与腹直肌腱划结合紧密，故必须用刀尖仔细剥离。仔细解剖腹直肌外侧缘，观察第 7～11 肋间神经、肋下神经及伴行血管进入腹直肌的情况。平脐横断腹直肌并翻向上、下方，在其后面寻找腹壁上、下动脉。在脐下 4～5cm 处观察弓状线（又称半环线），为腹直肌鞘后层呈现弓形游离下缘，此线以下，腹直肌直接与腹横筋膜相贴。在腹直肌外侧缘，腹直肌鞘前、后层愈着，形成一凸向外侧的半月形弧形，称半月线。

【解剖与临床】

1. 腹股沟疝 可分为斜疝和直疝两种。疝囊经过腹壁下动脉外侧的腹股沟管深环突出，向内、向下、向前斜行经过腹股沟管，再穿过腹股沟管浅环，并进入阴囊，称为腹股沟斜疝。疝囊经过腹壁下动脉内侧的腹股沟三角直接由后向前突出，不经过深环，推顶腹横筋膜等经腹股沟三角穿腹股沟管浅环，在精索后方突入皮下，即形成腹股沟直疝。发病的机制有先天性和后天性的原因。

2. 下腹部皮瓣的应用 临床上常用髂腹股沟皮瓣和下腹部皮瓣，前者的主要营养动脉为旋髂浅动脉；后者的主要营养动脉为腹壁浅动脉。

3. 脐疝 腹白线的腱膜纤维在脐处环绕脐形成脐环，若此环薄弱、发育不良或残留有小裂隙，可发生通过脐环突出的疝，最常发生于 25～40 岁，女性多于男性，肥胖和反复妊娠是常见的诱因。

4. 腹前外侧壁常用的手术切口 一般来说，切口选择的基本原则是：能充分暴露并易于接近要手术的器官，同时要求对腹前外侧壁结构的损伤较少，特别是神经、血管的损伤要少；操作方便，能按手术需要可扩大或延长；局部血液供应好，切口缝合后张力小，有利于切口愈合。总之，应视患者当时的具体情况，结合腹腔脏器在体表的投影、腹壁的层次结构、肌肉的配布、神经和血管的行程和分布进行选择。

（1）正中切口：在腹前正中线切开，经过层次为皮肤、浅筋膜、腹白线、腹横筋膜、腹膜外组织、壁腹膜。

（2）旁正中切开（经腹直肌切口）：在前正中线旁开 1～2cm 处纵行切开，经过层次为皮肤、浅筋膜、腹直肌鞘前层、腹直肌、腹直肌鞘后层（弓状线以下缺如）、腹横筋膜、腹膜外组织、壁腹膜。

（3）肋弓下切口：沿肋弓下方 2～3cm 处切开，层次为皮肤、浅筋膜、腹外斜肌、腹内斜肌、腹横肌、腹横筋膜、腹膜外组织、壁腹膜。

（4）麦氏（McBurney）切口：在右髂前上棘与脐连线的中、外 1/3 交点处切开，切口与腹外斜肌纤维走向一致，层次为皮肤、浅筋膜、腹外斜肌腱膜、腹内斜肌、腹横肌、腹横筋膜、腹膜外组织、壁腹膜。常用于阑尾切除术。

（5）横切口：位于肋弓与髂嵴之间的区域内，顺皮纹切开两侧腹前外侧壁的全部肌肉，其暴露手术野的范围大。

【思考与练习】

1. 女性，35 岁，孕 37 周，产妇因难产紧急施行剖宫产术，采用下腹部横切口行腹膜外剖宫产术。该手术在暴露子宫壁之前需剥离的结构是（提示：剖宫产术不经过腹膜及腹膜腔）（　　　）

A. 腹横筋膜 　　　　　　　　　　　　　　B. 壁腹膜

C. 腹直肌鞘后层 　　　　　　　　　　　　D. 腹膜外组织

E. 膀胱

答案：D

2. 35 岁男性患者，因左侧腹股沟区疼痛就诊。入院检查后诊断为左侧腹股沟斜疝。患者的疼痛可能源自疝结构压迫腹股沟管内的（　　）

A. 股外侧皮神经   B. 髂腹下神经

C. 髂腹股沟神经   D. 肋下神经

E. 阴部神经

答案：C

3. 男性，28 岁，因结婚 4 年未生育就诊，精液检查结果显示无精子，为进一步检查原因，现拟对其进行睾丸活检。请问此手术依次经过哪些层次（　　）

A. 皮肤、肉膜、睾丸鞘膜

B. 皮肤、浅筋膜、睾丸白膜

C. 皮肤、肉膜、精索外筋膜、精索内筋膜、睾丸白膜

D. 皮肤、肉膜、精索外筋膜、提睾肌、精索内筋膜、睾丸鞘膜、睾丸白膜

E. 皮肤、浅筋膜、肉膜、精索外筋膜、提睾肌、精索内筋膜、睾丸鞘膜

答案：D

实验二　腹膜和腹膜腔探查

【学习目标】

（一）知识目标

1. 知道腹膜与腹膜腔的概念。

2. 记忆腹膜与腹腔及盆腔脏器的关系及分类。

3. 熟记由腹膜所形成的结构，包括网膜、系膜、韧带、皱襞、隐窝和陷凹等。

4. 熟记网膜囊的构成及网膜孔的周界。

5. 熟记结肠上、下区各间隙的区分及相互间的交通情况。

（二）能力目标

1. 能够在标本上探查并找到大网膜、小网膜、网膜孔、肠系膜、阑尾系膜、横结肠系膜、乙状结肠系膜、镰状韧带、冠状韧带、肝圆韧带、胃结肠韧带、胃脾韧带、脾肾韧带、脾结肠韧带、膈结肠韧带、十二指肠上襞、十二指肠下襞、十二指肠上隐窝、十二指肠下隐窝、肝肾隐窝、直肠膀胱（子宫）陷凹、脐正中襞、脐内侧襞和脐外侧襞等结构。

2. 能够阐述腹膜对腹腔内脏器覆盖的分类及其临床意义；网膜囊的形成及其临床意义；结肠上区和结肠下区的交通情况及临床意义。

【实践操作】

（一）体位和切口

1. 体位　尸体仰卧位。

2. 皮肤切口（图 4-2）

（1）纵切口：沿白线从剑胸结合向下至耻骨联合，用刀切开腹前外侧壁各层，直达腹腔（注：经脐左侧绕过）。

（2）横切口：在脐下横行切开腹前外侧壁各层，向外延长切至腋中线，将切开的腹壁翻向四周，打开腹膜腔。

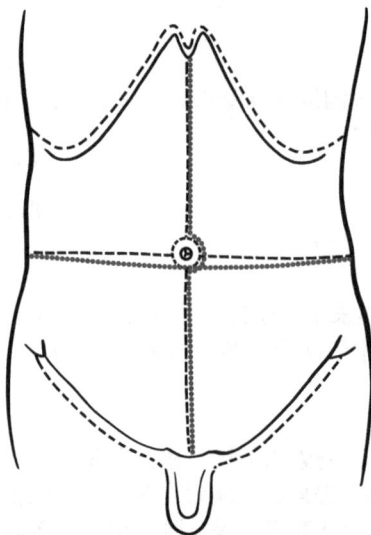

图 4-2　腹膜和腹膜腔探查皮肤切口

（二）解剖操作步骤

1. 注意事项

（1）在探查腹膜腔之前，应先依腹部的分区，对腹腔脏器的配布作仔细观察。

（2）用手探查、触摸腹膜及腹膜腔，切勿使用刀、剪、镊等锐器，以免损伤脏器。动作须轻柔，不得撕破腹膜。观察完毕后将内脏恢复原位。

（3）腹后壁的结构暂缓观察。

2. 腹膜与腹膜腔的境界　打开腹膜腔，可见肝左叶、胃前壁及覆盖于肠袢表面的大网膜。将肋弓提起，伸手于肝与膈之间，向上可达膈穹窿，为腹腔的上界。把大网膜及小肠袢轻轻翻向上方，寻见小骨盆上口，此即腹腔的下界，腹膜腔经小骨盆上口入盆腔。将腹腔、腹膜腔的境界与腹壁的境界作一比较。观察完毕后，将各脏器恢复原位。

3. 网膜

（1）小网膜：将肝的前缘提向右上方，观察由肝门移行至胃小弯和十二指肠上部的小网膜，其左侧部分称肝胃韧带，右侧部分为肝十二指肠韧带。小网膜右缘为游离缘，其后方为网膜孔。

（2）大网膜：观察大网膜，其主要连接于胃大弯与横结肠之间，呈围裙状下垂，遮盖于横结肠和小肠的前面。然后将大网膜提起，查看胃大弯与横结肠之间的大网膜是否形成胃结肠韧带。成人大网膜前两层和后两层通常粘连愈着，使前两层上部直接由胃大弯连至横结肠，形成胃结肠韧带。

4. 韧带

（1）肝的韧带：上提右侧肋弓，将肝推向下方，从右侧观察矢状位的镰状韧带。用拇指和示指搓捻镰状韧带的游离下缘，探知其内的肝圆韧带。肝圆韧带从肝前缘连至脐，是胚胎时期脐静脉的遗迹。将手插入肝右叶与膈之间，向肝的后上方探查，指尖可触及冠状韧带上层。将手移至肝左叶与膈之间，向后探查，指尖触及者为左三角韧带。此时，将手左移，可触及左三角韧带的游离缘。

（2）胃与脾的韧带：将胃底推向右侧，尽可能地暴露胃脾韧带，其连于胃底与脾之间。将右手由脾和膈之间向后伸入，手掌向脾，绕脾的后外侧，可伸达脾与左肾之间，指尖触及的结构为脾肾韧带。在脾的下端与结肠左曲之间检查脾结肠韧带，在其附近尚可观察到膈结肠韧带，可以使左结肠旁沟与膈下间隙分隔开，不相通连。

（3）十二指肠空肠襞：将横结肠翻向上，在十二指肠空肠曲左缘、横结肠系膜根下方、脊柱左侧的腹膜皱襞，即十二指肠空肠襞。

5. 系膜　将大网膜、横结肠及其系膜翻向上方。把小肠推向一侧，将小肠系膜根舒展平整，观察小肠系膜的形态，扪认小肠系膜根的附着。肠系膜根长约 15cm，起自第 2 腰椎左侧，斜向右下跨过脊柱及其前方结构,止于右骶髂关节前方。将回肠末段推向左侧,在盲肠下端寻找阑尾,将阑尾游离端提起,观察阑尾系膜的形态、位置。阑尾系膜是将阑尾系连于肠系膜下方的三角形双层腹膜结构,内有出入阑尾的血管、淋巴管和神经,走行于阑尾系膜的游离缘。将横结肠、乙状结肠分别提起,观察其系膜并打认系膜根的附着。横结肠系膜是将横结肠系连于腹后壁的横位双层腹膜结构,其根部起自结肠右曲,向左跨过右肾中部、十二指肠降部、胰等器官的前方,沿胰前缘达到左肾前方,直至结肠左曲。乙状结肠系膜是将乙状结肠固定于左下腹的双层腹膜结构,其根部附着于左髂窝和骨盆左后壁。

6. 膈下间隙(又称结肠上区) 膈与横结肠及其系膜之间的区域,统称膈下间隙,可分为以下几个间隙。

(1)右肝上间隙:将手伸入肝右叶与膈之间,探查右肝上间隙的范围,其左侧为镰状韧带,后方达冠状韧带上层,右侧向下与右结肠旁沟交通。

(2)左肝上间隙:位于镰状韧带左侧,左冠状韧带再将其划分为前、后两部,即左肝上前间隙和左肝上后间隙。将手伸入肝左叶与膈之间,探查左肝上间隙的范围。左肝上前间隙的右界为镰状韧带,后方为左三角韧带前层;左肝上后间隙前方为左三角韧带后层,上为膈,下是肝左叶上面,二间隙在左三角韧带游离缘处相交通。

(3)右肝下间隙:亦称肝肾隐窝,探查其境界,左侧为肝圆韧带,上方为肝右叶脏面,下为横结肠及其系膜。将肝下缘与肋弓一并上提,探查肝肾隐窝,此隐窝向上可达肝右叶后面与膈之间,向下通右结肠旁沟。肝肾隐窝在仰卧位时为腹膜腔最低点,如腹膜腔内有积脓、积液时应避免仰卧位,以免脓液积聚于此隐窝。

(4)左肝下间隙:借小网膜区分为左肝下前间隙和左肝下后间隙。①左肝下前间隙的境界,上为肝左叶脏面,下为横结肠及其系膜,右为肝圆韧带,后为胃和小网膜。②左肝下后间隙,即网膜囊。沿胃大弯下方一横指处剪开胃结肠韧带,注意勿损伤沿胃大弯走行的胃网膜左、右动脉。将右手由切口伸入网膜囊内,向上可达胃和小网膜的后方。再将左手示指伸入肝十二指肠韧带后方,使左、右手指汇合,那么左手示指所在处即为网膜孔。探查网膜孔的周界,上为肝尾状叶,下为十二指肠上部,前为肝十二指肠韧带,后为下腔静脉前面的腹膜。观察网膜囊的6个壁:前壁为小网膜、胃后壁的腹膜和胃结肠韧带;后壁为横结肠及其系膜以及覆盖在胰、左肾、左肾上腺等处的腹膜;上壁为肝尾状叶和膈下方的腹膜;下壁为大网膜前、后两层的愈着处;左侧为脾、胃脾韧带和脾肾韧带;右侧借网膜孔通腹膜腔的其余部分。

7. 结肠下区 为横结肠及其系膜与盆底上面之间的区域,包括左、右结肠旁沟与左、右肠系膜窦4个间隙。

(1)观察右结肠旁沟和右肠系膜窦:将小肠袢和肠系膜根翻向左侧,盲肠和升结肠的外侧为右结肠旁沟,向上通向结肠上区的右肝下间隙,向下通向盆腔;右肠系膜窦由升结肠、横结肠及其系膜的右侧半、肠系膜根围成,是境界完整的三角形腔隙,故此间隙有炎性渗出物时常积存此处,不会直接向下流入盆腔。

(2)观察左结肠旁沟和左肠系膜窦:将小肠袢和肠系膜根翻向右侧,降结肠的外侧为左结肠旁沟,向上有膈结肠韧带阻隔,与膈下间隙不通连,向下可通向盆腔;左肠系膜窦由肠系膜根、横结肠及其系膜的左侧半、降结肠、乙状结肠及其系膜围成,向下可直接通往盆腔。

8. 陷凹 在男性尸体探查直肠膀胱陷凹,在女性尸体探查直肠子宫陷凹和膀胱子宫陷凹。直肠子宫陷凹向前隔着腹膜和阴道后壁与阴道后穹窿相邻,又称Douglas腔,较深,站立或坐位时是腹膜腔的最低位置,临床可进行直肠穿刺或阴道后穹窿穿刺抽液以协助诊断和治疗。

9. 腹前壁下份的腹膜皱襞和隐窝 观察腹前壁下部内表面的脐正中襞、脐内侧襞和脐外侧襞及膀胱上窝、腹股沟内外侧窝。剥去壁腹膜,观察其覆盖的结构。

脐正中襞腹膜深面为脐正中韧带(由胚胎时期的脐尿管闭锁形成),脐内侧襞腹膜深面为脐内侧韧带(脐动脉闭锁形成),脐外侧襞腹膜深面为腹壁下动脉,起自髂外动脉末端,行向内上,后穿入腹直肌鞘。腹壁下动脉参与围成腹股沟三角。

膀胱上窝位于脐正中襞与脐内侧襞之间;腹股沟内侧窝位于脐内侧襞和脐外侧襞之间。腹股沟内侧窝和外侧窝分别与腹股沟管浅环和深环的位置相对应。与腹股沟内侧窝相对应的腹股沟韧带的下方有一浅凹，称为股凹，是股疝的好发位置。

【解剖与临床】

1. 腹膜腔炎症蔓延的可能性 腹腔及盆腔脏器众多，腹膜覆盖包裹这些脏器，在它们之间形成许多的沟、窦、隐窝、陷凹等，了解它们对认识腹膜炎病程的发展演变意义重大。如胃穿孔时，漏出物或脓液可经网膜囊、网膜孔进入右肝下间隙，向上可扩展到肝上间隙，向下沿右结肠旁沟流至回盲部，甚至到达盆腔。如果腹膜腔内脓液较多，虽采取半卧位，由于膈和腹内脏器随呼吸而上下运动，产生类似"唧筒作用"，可使脓液沿右结肠旁沟上升至膈下，从而有可能形成膈下脓肿。

2. 肝脓肿的引流 常用的手术途径有以下 2 种方式。

（1）经腹腔切开引流：适用于多数患者，但手术时应注意用纱布妥善隔离保护腹腔和周围脏器，避免脓液污染，脓腔内安置多孔橡胶管引流。

（2）经腹膜外切开引流：主要适用于右叶后侧脓肿，可经右侧第 12 肋骨下切口，在腹膜外用手指钝性分离至脓腔，行切开引流。

3. 腹膜透析 是利用人体自身的腹膜作为透析膜的一种透析方式。通过灌入腹腔的透析液与腹膜另一侧的毛细血管内的血浆成分进行溶质和水分的交换，清除体内潴留的代谢产物和过多的水分，同时通过透析液补充机体所必需的物质。通过不断地更新腹透液，达到肾脏替代或支持治疗的目的。腹膜透析是现代血液净化疗法之一，患者可居家，自己操作透析，逐渐成为尿毒症患者更多选择的治疗方式。

【思考与练习】

1. 患者，男性，45 岁。饱餐后突感上腹部剧烈疼痛，呈刀割样，伴恶心、呕吐，很快感到全腹疼痛。检查见腹肌紧张，呈"板状腹"，全腹有压痛和反跳痛。诊断为胃后壁溃疡并发急性穿孔，请分析下列关于此患者胃内容物的可能蔓延途径的描述哪项是错误的（ 　 ）

A. 可蔓延至右肝上间隙　　　　　　　　B. 可蔓延至肝肾隐窝

C. 可蔓延至右结肠旁沟　　　　　　　　D. 可蔓延至右肠系膜窦

E. 可蔓延至右髂窝

答案：D

2. 患者，男性，29 岁。左季肋区刀伤。体格检查：面色苍白，左肋下见一 3cm 长伤口，血压 80/50mmHg，行剖腹探查术发现脾破裂，拟行脾切除术，需切除脾的韧带，下列包含脾动脉和脾静脉的韧带是（ 　 ）

A. 脾膈韧带　　　　　　　　　　　　　B. 脾肾韧带

C. 膈结肠韧带　　　　　　　　　　　　D. 脾结肠韧带

E. 胃脾韧带

答案：B

实验三　结肠上区的解剖

【学习目标】

（一）知识目标

1. 熟记腹腔干的各级分支及其行程和分布。

2. 熟记胃的动脉供应、神经支配。

3. 记忆迷走神经和交感神经在腹腔的分布情况。

4. 记忆肝门静脉及其主要属支。

5. 记忆肝外胆道的组成及胆囊三角。

6. 记忆肝的外形和韧带。

（二）能力目标

1. 能够在标本上找到腹腔干、胃左动脉、肝总动脉、肝固有动脉、胃右动脉、胆囊动脉、胃十二指肠动脉、胃网膜右动脉、胰十二指肠上动脉、脾动脉、胃网膜左动脉、胃短动脉、肝门静脉、脾静脉、肠系膜上静脉、肠系膜下静脉、胃左静脉、胃右静脉、胆囊静脉、迷走神经前干、胃前支、肝支、迷走神经后干、胃后支、腹腔支、内脏大神经、腹腔神经节、胆总管、肝总管、胆囊管、肝左管和肝右管等结构。

2. 能够描述出肝、胆、胃、脾、胰及十二指肠各部的形态、位置、毗邻、动脉供应、静脉回流和神经支配等特点。

【实践操作】

（一）解剖肝十二指肠韧带、胆囊和肝外胆道

1. 解剖肝十二指肠韧带　沿镰状韧带左侧切除肝左叶，尽量将肝右叶向上拉，暴露小网膜。小网膜最右侧为肝十二指肠韧带，纵行剖开肝十二指肠韧带，去掉结缔组织，可见其内左侧为肝固有动脉、右侧为胆总管、后方为肝门静脉。

2. 解剖肝固有动脉　向下解剖追踪肝固有动脉至其起始处，肝固有动脉是肝总动脉的两条分支之一，肝总动脉的另一分支是下行至十二指肠上部后方的胃十二指肠动脉；可进一步追踪肝总动脉至腹腔干。向上追踪肝固有动脉，在肝门下方可见其分为肝左支和肝右支。解剖过程中注意勿损伤肝固有动脉的分支——胃右动脉，此动脉由肝固有动脉发出后下行至幽门上方，然后沿胃小弯从右向左走行于小网膜内；在肝门附近，解剖出肝固有动脉的另一分支——胆囊动脉，多数起自肝右支，行经胆囊三角。

3. 解剖肝外胆道及胆囊

（1）向上追踪胆总管，可见它由肝总管和胆囊管合成，继续向上追踪，可见近肝门处肝总管由肝左管和肝右管汇合形成。

（2）观察胆囊的位置形态，体会胆囊底的体表投影，位于右腹直肌外缘或右锁骨中线与右肋弓交点附近，胆囊炎症时，该处可有压痛。

（3）观察胆囊三角，胆囊三角是胆囊管、肝总管和肝的脏面围成的三角形区域，也称 Calot 三角，该三角是胆囊手术中寻找胆囊动脉的标志。

（4）向下追踪胆总管，可见其经十二指肠上部后方下行，胆总管留待后面继续解剖。

4. 解剖肝门静脉　清理肝固有动脉和胆总管后方的肝门静脉，向上追踪至肝门处，证实它分为左、右支经肝门入肝。解剖观察肝门静脉的属支：胃左静脉、胃右静脉、胆囊静脉和附脐静脉，而肠系膜上静脉、脾静脉和肠系膜下静脉留待后面解剖。

（二）解剖腹腔干的分支及其伴行静脉

1. 解剖肝总动脉　找出前面解剖出的肝总动脉，继续追踪其至腹腔干。

2. 解剖腹腔干　腹腔干粗而短，在膈肌主动脉裂孔稍下方起自腹主动脉前壁。腹腔干通常分为胃左动脉、肝总动脉和脾动脉 3 条分支，腹腔干的根部两侧可观察到腹腔神经节。

3. 解剖胃左动脉及胃左静脉

（1）自腹腔干向左解剖胃左动脉，直至贲门，而后沿胃小弯在小网膜两层之间由左向右行向幽门方向，并与胃右动脉吻合，形成动脉弓，胃左动脉沿途分支至食管的腹段、贲门和胃小弯侧的胃前、后壁。

（2）注意观察沿胃左动脉分布的胃左淋巴结，其输出淋巴管入腹腔淋巴结。

（3）在胃小弯左侧找出胃左静脉（又称胃冠状静脉），追踪其在贲门处转向右下，经腹腔干前

方继续向右，与肝总动脉伴行，进入肝十二指肠韧带，最终注入肝门静脉。在贲门处观察胃左静脉还可收集食管腹部的静脉血。

4. 解剖脾动脉 在距胃大弯中份的下方约 1cm 处，横行剖开大网膜，将胃向上翻起，在胰的上缘清理出脾动脉，向右追踪至其起始处（腹腔干），向左追踪至脾门（在脾门处脾动脉、脾静脉及胰尾等结构包裹在脾肾韧带内），沿途发出胰支供给胰体和胰尾。在进入脾门以前，脾动脉分出胃网膜左动脉和胃短动脉。解剖过程中需注意观察，一般也有胃后动脉由脾动脉发出抵达胃后壁。注意辨别胃短动脉经胃脾韧带至胃底，胃后动脉经胃膈韧带至胃底。

5. 解剖胃十二指肠动脉 从腹腔干向右，找出肝总动脉，清理它的分支——胃十二指肠动脉。胃十二指肠动脉经十二指肠上部的后方、胆总管的左侧下行，分出胃网膜右动脉和胰十二指肠上动脉。前者沿胃大弯向左行，分布于胃大弯右侧的胃壁和大网膜，终末支与胃网膜左动脉相吻合；后者分前、后两支走行于胰头和十二指肠降部之间的沟内，观察其沿沟向两侧发分支供应胰头和十二指肠上半部的情况。

6. 解剖胃网膜左、右动脉和胃短动脉 在大网膜内找出相互吻合的胃网膜左动脉和胃网膜右动脉。

（1）向右清理胃网膜右动脉直至幽门下方，证实它发自胃十二指肠动脉，该动脉在幽门下方可能已被渗出的胆汁染成绿色，因此要注意辨认。在追踪该动脉的同时，注意其沿途及幽门下方有淋巴结分布。

（2）向左清理胃网膜左动脉至其发自脾动脉处，辨认其周围的胃网膜左淋巴结。

（3）在脾门处解剖胃脾韧带，寻认由脾动脉分出的 2～4 支胃短动脉，行向胃底。

（三）解剖食管腹部和迷走神经

1. 解剖食管裂孔 沿剑突、肋弓切开膈肌，取下胸前壁（胸部解剖时胸壁已打开）。切开连于肝与膈之间的镰状韧带。在肝左叶尖端切开左三角韧带及冠状韧带左侧份，将肝拉向右上。找到食管裂孔，然后自前向后切开膈肌至食管裂孔处。剖查食管腹部，观察其约在第 10 胸椎高度、正中矢状面左侧 2～3cm 处穿过膈肌食管裂孔进入腹腔，长 1～2cm，向下续接胃的贲门。

2. 解剖迷走神经前干 在食管腹部前面找出迷走神经前干，仔细分离，找出由其在贲门附近分出的肝支与胃前支。肝支行于小网膜内，向右横行与交感神经节后纤维一起形成肝丛，随肝固有动脉分布于肝、胆囊和胆道；胃前支沿胃小弯伴胃左动脉的分支分布于胃前壁，末梢形似"鸦爪"，称鸦爪支，分布于幽门部前壁。

3. 解剖迷走神经后干 在食管腹部后面找出迷走神经后干，分离至贲门处，可见其同样分为两支：胃后支和腹腔支。胃后支于胃后面与胃前支同样分布。腹腔支与交感神经一起分别于腹腔干、肠系膜上动脉和肾动脉根部形成神经丛，并随这些动脉及其分支分布于胰、脾、肾及结肠左曲以上的消化管。

（四）解剖肝的裸区和第二肝门

1. 剖查肝的裸区 在膈肌腔静脉孔处切断下腔静脉，继续向右侧切开冠状韧带前层和右三角韧带，将肝拉向下，剥离肝裸区与膈之间的结缔组织，切开冠状韧带后层，将肝游离，观察肝的裸区。肝膈面后部冠状韧带两层之间没有腹膜被覆的部分，称肝裸区，裸区的左侧部分有一较宽的沟，称腔静脉沟，内有下腔静脉通过。

2. 探查第二肝门 在肝裸区观察下腔静脉，其穿过肝后面的腔静脉沟，从上方断端处清理下腔静脉内的血块，伸进一个手指向左、向前、向右依次探查左、中、右 3 条肝静脉汇入下腔静脉的开口，此处即为第二肝门。第二肝门被冠状韧带的上层所遮盖，它的肝外标志是沿镰状韧带向上后方的延长线，此线正对着肝左静脉或肝左、中静脉合干后注入下腔静脉处。

（五）解剖脾静脉及肝门静脉

1. 解剖脾静脉 脾静脉的管径比脾动脉大一倍，走行较直，行程较恒定，位于脾动脉的后下方，走在胰后面的横沟内，沿途收纳胃短静脉、胃网膜左静脉、胃后静脉、肠系膜下静脉及来自胰的一些小静脉，向右达胰颈处与肠系膜上静脉汇合成肝门静脉。

仔细剥离胰腺表面腹膜，胰尾一直向左延伸至脾门，并与脾动脉、脾静脉和脾的神经及淋巴管等一起包裹在脾肾韧带内。将胰尾游离，并从上向下翻起胰体，即可见到位于胰后方的脾静脉。稍加清理并向右追踪脾静脉至胰颈的后方，见其与肠系膜上静脉汇合成肝门静脉。注意观察脾静脉的右端常有肠系膜下静脉注入。

2. 观察肝门静脉 肝门静脉在胰颈的后方由肠系膜上静脉和脾静脉汇合而成。而后经十二指肠上部的后方上行，进入肝十二指肠韧带，至肝门下方分左、右支入肝。肝门静脉的属支包括肠系膜上静脉、脾静脉、肠系膜下静脉、胃左静脉、胃右静脉、胆囊静脉和附脐静脉（沿肝圆韧带至脐，并与脐周静脉网吻合）。

（六）解剖十二指肠、胰头及胆总管

1. 观察十二指肠上部的毗邻 十二指肠上部长为4～5cm，自幽门向右并稍向后上方走行，至肝门下方转而向下，形成十二指肠上曲，续接降部。上部约平对第1腰椎，前上方与肝方叶和胆囊相邻，近幽门处小网膜右缘深侧为网膜孔，下方紧邻胰头和胰颈，后方有胆总管、胃十二指肠动脉、肝门静脉及下腔静脉走行。十二指肠上部近侧段黏膜面平坦无皱襞，称十二指肠球，是溃疡好发的部位。

2. 解剖十二指肠降部 把十二指肠降部右侧（对胰腺侧）纵行切开，清水冲洗肠内容物，观察十二指肠纵襞、十二指肠大乳头及十二指肠小乳头。十二指肠纵襞多位于十二指肠降部的后内侧壁，纵襞下端，约相当于降部中、下1/3交界处可见十二指肠大乳头，为肝胰壶腹的开口处，一般距幽门8～9cm；在其左上方约1cm处，常可见十二指肠小乳头，为副胰管的开口处。

3. 解剖胆总管 在肝蒂内找出胆总管，向下追踪，可见其行经十二指肠上部后方，并与胃十二指肠动脉伴行下降（位于动脉右侧）。继续向下解剖，在胰头与十二指肠降部之间后方下行，下部多由薄层胰组织覆盖，最后穿入十二指肠降部壁内，与胰管汇合形成肝胰壶腹，末端开口于十二指肠大乳头。依据行程，把胆总管区分为4段：十二指肠上段、十二指肠后段、胰腺段、十二指肠壁段。观察各段的毗邻，胰腺段需把胰翻起之后解剖、观察，胰头癌或慢性胰腺炎时，胰腺段胆总管常受累而出现梗阻性黄疸。

【解剖与临床】

1. 胃迷走神经切断术

（1）迷走神经干切断术：在食管裂孔水平切断迷走神经前、后干，这样将导致肝、胆、胰、胃和小肠完全失去迷走神经支配，因此，又称为全腹腔迷走神经切断术。

（2）选择性迷走神经切断术：在迷走神经前干分出肝支以下，切断胃前支；在迷走神经后干分出腹腔支以下，切断胃后支，可保留肝、胆、胰、小肠的迷走神经支配，又称为全迷走神经切断术。

以上两种类型的迷走神经切断可引起术后胃蠕动的张力减退，均需同时加用幽门成形术或胃空肠吻合术或胃窦切除胃空肠吻合术。

（3）高选择性迷走神经切断术：又称胃近端迷走神经切断术或壁细胞迷走神经切断术。分别切断迷走神经胃前支和胃后支分布至胃底和胃体的分支，保留肝支、腹腔支及分布到胃幽门部的"鸦爪"神经。

2. 十二指肠憩室 是部分肠壁向外扩张所形成的袋状突起，十二指肠降部的憩室多位于十二指肠大乳头周围，故有乳头旁憩室之称。十二指肠近胰侧的憩室可深入胰腺实质，术中难以发现。

3. 先天性胆道闭锁 是先天性发育障碍所致的胆道梗阻，是新生儿期长时间梗阻性黄疸的常见原因。按闭锁部位的不同可分为3型，①肝内型：占大多数，可分为肝内大胆管或肝内小胆管或全部胆管闭锁。②肝外型：可发生在肝外胆管的任何部位，但肝内胆管正常。③混合型：肝内、外管道全部闭锁。

【思考与练习】

1. 患者，男性，55 岁。腹部疼痛入院，B 超显示肝硬化，需进行肝活检，穿刺部位常选在（　　　）
A. 左肝上前间隙　　　　　　　　　　　B. 左肝上后间隙
C. 肝裸区　　　　　　　　　　　　　　D. 右肝下间隙
E. 左肝下后间隙
答案：C

2. 患者腹腔内脏出血，其采取平卧位时血液最容易淤积在什么位置（　　　）
A. 十二指肠下隐窝　　　　　　　　　　B. 肝肾隐窝
C. 左肝上后间隙　　　　　　　　　　　D. 右结肠旁沟
E. 网膜囊
答案：B

3. 患者检查患有胃癌，需进行胃大部切除术，手术时需结扎胃左动脉，需在哪个韧带内寻找
（　　　）
A. 肝胃韧带　　　　　　　　　　　　　B. 胃脾韧带
C. 胃膈韧带　　　　　　　　　　　　　D. 胃胰韧带
E. 胃结肠韧带
答案：A

实验四　结肠下区的解剖

【学习目标】

（一）知识目标

1. 知道各段肠管的区分。
2. 熟记肠系膜上动、静脉的分支及分布。
3. 熟记肠系膜下动、静脉的分支及分布。
4. 记忆阑尾的常见位置及根部的体表投影。

（二）能力目标

1. 能够在标本上找到肠系膜上动脉、空肠动脉、回肠动脉、回结肠动脉、阑尾动脉、右结肠动脉、中结肠动脉、胰十二指肠下动脉、肠系膜下动脉、左结肠动脉、乙状结肠动脉、直肠上动脉。
2. 能够根据所学的解剖学知识解释门静脉高压的临床表现。

【实践操作】

（一）各段肠管的辨认

1. 区别大、小肠　寻找结肠和盲肠的特征性标志：结肠带、结肠袋和肠脂垂，以此与小肠相区别。
2. 区分空肠和回肠　以位置、管径和血管弓的数目等来区别。
3. 寻找阑尾　盲肠壁的 3 条结肠带下端会聚，向下追踪可找到阑尾根部。
4. 寻找十二指肠空肠曲　将横结肠向上翻起，找到空肠的上端，小肠襻固定于脊柱处的肠管即为十二指肠空肠曲。将其向下拉紧，其上方与脊柱间的腹膜皱襞为十二指肠悬韧带或称特赖茨（Treitz）韧带，由纤维组织和肌组织构成，从十二指肠空肠曲上面向上连至右膈脚，有上提和固定十二指肠空肠曲的作用。
（二）解剖肠系膜上血管
1. 解剖肠系膜上动脉和肠系膜上静脉　剥离胰表面的腹膜，将其下缘向上翻起，在胰颈后方肠

系膜上静脉和脾静脉汇合形成肝门静脉。向下剥离腹膜，暴露肠系膜上静脉。在肠系膜上静脉的左侧解剖出肠系膜上动脉。向上追踪肠系膜上动脉，观察其在腹腔干的稍下方（约平第1腰椎水平）起自腹主动脉前壁。向下解剖肠系膜上动脉和肠系膜上静脉，二者经胰与十二指肠水平部之间潜出，进入肠系膜根。肠系膜上动脉为致密的神经丛所包绕，分离时应避免撕裂动脉。注意观察淋巴结和神经丛与血管的关系。

2. 解剖空、回肠动脉 肠系膜上动脉向左侧发出 13～18 条空、回肠动脉，分布于空、回肠。这些肠动脉在肠系膜内分支，形成动脉弓。沿肠系膜上动脉的左缘解剖出空、回肠动脉，观察空、回肠血管弓的吻合情况。

3. 解剖肠系膜上动脉右缘的分支 从肠系膜根部向右剥离腹膜，直至回盲部、升结肠与横结肠，切勿损伤腹膜外任何结构。沿肠系膜上动脉右缘，自上而下可解剖出中结肠动脉、右结肠动脉和回结肠动脉，分别追踪至横结肠右份、升结肠与回盲部。在阑尾系膜游离缘内解剖出阑尾动脉，追踪观察阑尾动脉的起源是否来自回结肠动脉。

4. 解剖胰十二指肠下动脉 从十二指肠水平部的上缘，寻找胰十二指肠下动脉，通常有前、后两支，追踪至起点，确认其发自肠系膜上动脉。

（三）解剖肠系膜下血管

1. 解剖肠系膜下动脉 将空、回肠及肠系膜翻向右侧，暴露左侧腹后壁腹膜，在第3腰椎前方可见一斜向左下的腹膜皱襞，剥离皱襞表面的腹膜，显露肠系膜下动脉。继续往内上方追踪该动脉，可见肠系膜下动脉在十二指肠水平部的后方起自腹主动脉。解剖出肠系膜下动脉的分支：左结肠动脉、乙状结肠动脉和直肠上动脉。

2. 解剖肠系膜下静脉 在乙状结肠动脉附近找出肠系膜下静脉，向上追踪该静脉可见其汇入脾静脉（也可能汇入肠系膜上静脉或脾静脉与肠系膜上静脉的夹角处）。向下追踪，可见该静脉引流降结肠、乙状结肠和直肠上部的静脉血。

（四）观察肝门静脉及其属支

再一次观察结肠上区和结肠下区解剖的肝门静脉及其属支，体会肝门静脉的收集范围和门腔静脉吻合。

【解剖与临床】

1. 急性阑尾炎 是外科常见病，是最多见的急腹症，主要有以下症状。

（1）腹痛：典型的急性阑尾炎初期有中上腹或脐周疼痛，数小时后腹痛转移并固定于右下腹。早期阶段为一种内脏神经反射性疼痛，故中上腹和脐周疼痛范围较弥散，常不能确切定位。当炎症波及浆膜层和壁腹膜时，疼痛即固定于右下腹，原中上腹或脐周痛即减轻或消失。但无典型的转移性右下腹疼痛并不能排除急性阑尾炎。

（2）胃肠道症状：单纯性阑尾炎的胃肠道症状并不突出，在早期可能由于反射性胃痉挛而有恶心、呕吐，盆位阑尾或阑尾坏疽穿孔可有排便次数增多。

（3）发热：一般只有低热，无寒战，化脓性阑尾炎一般亦不超过 38℃。高热多见于阑尾坏疽、穿孔或已并发腹膜炎。

（4）压痛和反跳痛：腹部压痛是壁腹膜受炎症刺激的表现。阑尾压痛点通常位于麦氏点，即右髂前上棘与脐连线的中、外 1/3 交界处。阑尾解剖位置的变异，压痛点可相应改变，但关键是右下腹有一固定的压痛点。反跳痛也称布隆伯格（Blumberg）征。在肥胖或盲肠后位阑尾炎的患者，压痛可能较轻，但有明显的反跳痛。

（5）腹肌紧张：阑尾化脓即有此体征，坏疽穿孔并发腹膜炎时腹肌紧张尤为显著。但老年人或肥胖患者腹肌较弱，须同时检查对侧腹肌进行对比，才能判断有无腹肌紧张。

2. 门静脉高压症 发生在肝门静脉血流受阻、血液淤积时。临床表现：脾大、脾功能亢进，进而发生食管胃底静脉曲张、呕血和黑粪，以及腹水等症状。

3. 肠梗阻 是指肠内容物不能正常运行、顺利通过肠道，是外科常见的疾病。根据发生肠梗阻的原因，可将其分为3类：①机械性肠梗阻；②动力性肠梗阻；③血运性肠梗阻。它不但可引起肠管本身的解剖与功能改变，并可导致全身性生理功能紊乱，临床表现复杂多变。

【思考与练习】

1. 患者因急性阑尾炎住院，进行阑尾切除手术，手术时需结扎阑尾动脉，结扎位置为（　　）

A. 阑尾根部 　　　　　　　　　　　　B. 阑尾系膜游离缘

C. 回结肠动脉 　　　　　　　　　　　D. 回肠末端

E. 盲肠末端

答案：B

2. 患者肠系膜上动脉血栓，引起了对应肠管的缺血、坏死，需对相应肠管进行切除，切除的部位为（　　）

A. 空肠到盲肠 　　　　　　　　　　　B. 空肠到结肠右曲

C. 空肠到结肠左曲 　　　　　　　　　D. 空肠到回肠

E. 空肠到直肠

答案：C

实验五　腹膜后隙的解剖

【学习目标】

（一）知识目标

1. 记忆腹膜后隙的范围、内容及其交通关系。

2. 熟记肾的被膜。

3. 熟记肾的位置、毗邻，肾蒂的组成及其排列，肾动脉与肾段。

4. 熟记输尿管腹部的行程、毗邻及狭窄部位。

5. 熟记肾上腺的位置、形态、毗邻、血液供应。

6. 熟记睾丸（卵巢）动脉的起始、行程和伴行静脉回流注入的部位。

7. 熟记腹主动脉的位置和分支分布；下腔静脉的位置、属支与毗邻。

8. 记忆腰交感干的位置。

（二）能力目标

1. 能够找到肾、肾蒂、肾动脉、输尿管、肾上腺、睾丸（卵巢）静脉、腰交感干、腹主动脉及其分支、下腔静脉及其属支、腰大肌、腰方肌、肋下神经、髂腹下神经、髂腹股沟神经、股外侧皮神经、股神经、生殖股神经、闭孔神经和腰骶干。

2. 能够描述出肾的毗邻、手术入路的选择及注意事项。

【实践操作】

（一）一般观察

剥除腹后壁残存的腹膜，显露腹膜后隙。观察腹膜后隙的境界、内容、毗邻和交通。

（二）解剖肾、肾上腺和输尿管

1. 解剖肾的被膜

（1）翻开腹膜即可见覆盖在肾前方的结缔组织膜——肾前筋膜。用解剖镊提起肾前筋膜，作纵行切口，然后用刀柄插入切口，伸向内侧，轻轻拨动，使肾前筋膜与深面组织分离，直至左、右两肾的外侧，主动脉腹部和下腔静脉为肾前筋膜所遮盖。

（2）将切口向上延长，切至肾上腺稍上方，注意勿损伤其深面的结构。伸手入肾前筋膜深面，使之与其后面的结构分离，再插入刀柄向上、下、外侧探查，了解肾前、后筋膜的愈合关系。探查肾筋膜向上及两侧的延续关系。观察肾前筋膜深面的肾脂肪囊，也称肾床，由紧密包裹肾的脂肪层构成。

（3）将肾筋膜和脂肪囊清除，即可暴露肾，此时可看到肾表面的薄层结缔组织膜，即为纤维囊。纤维囊坚韧致密，由致密结缔组织和弹性纤维构成，肾手术时需要单独缝合此膜。

（4）将肾外侧缘游离，向前翻起，观察肾后面的脂肪囊及肾后筋膜。

2. 观察肾的形态、位置和毗邻

（1）先将胃、十二指肠、胰、脾和肝恢复原位，观察肾前面的毗邻。左肾上部前面为胃后壁，中部为胰，下部有空肠袢和结肠左曲；右肾上部前邻肝右叶，内侧部邻十二指肠降部，下部邻结肠右曲。

（2）继续清理肾上端，清除肾前筋膜及其深面的脂肪组织，暴露肾上腺。注意观察左、右肾上腺形态、位置的差异。左侧肾上腺为半月形，右侧为三角形，二者都与肾一起包被在肾筋膜内。

（3）两肾内侧缘中部凹陷处为肾门，肾门处连有肾蒂。左肾内侧邻近腹主动脉，右肾内侧邻近下腔静脉，在两侧的内下方肾盂移行为输尿管。

（4）肾后面的毗邻后面再观察。

3. 解剖肾蒂 肾蒂是出入肾门的所有结构的总称，由结缔组织包裹，内含肾动脉、肾静脉、肾盂以及肾的神经和淋巴管。分离肾动脉、肾静脉至腹主动脉和下腔静脉，清理掉结缔组织，显露肾动脉、肾静脉和肾盂，观察3者的排列关系，由前向后为肾静脉、肾动脉和肾盂；由上向下是肾动脉、肾静脉和肾盂。

4. 解剖输尿管腹部

（1）肾盂向下延续为输尿管，自上而下剥离输尿管，至小骨盆上口为止，可见左侧输尿管跨过左髂总动脉末端前方，右侧输尿管跨过右髂外动脉起始部前方入盆腔。

（2）观察输尿管的毗邻，后方贴附于腰大肌前面；左侧输尿管前方邻近十二指肠空肠曲、左结肠动脉、睾丸（卵巢）动脉；右侧输尿管前方有十二指肠降部、右结肠动脉、睾丸（卵巢）动脉、回结肠动脉和回肠末段。

（3）观察输尿管的上狭窄（起始部，肾盂和输尿管移行处）和中狭窄（输尿管跨过髂血管处）。

（三）解剖腹主动脉

1. 剥去中线附近的肾前筋膜，显露腹主动脉和下腔静脉 腹主动脉位于脊柱前方，稍偏左侧，自主动脉裂孔起始，至第4腰椎体下缘水平分为左、右髂总动脉。腹主动脉右侧邻近下腔静脉；前方有胰体、十二指肠水平部和小肠系膜根；后方为第1~4腰椎及椎间盘；左侧为左交感干腰部。腹主动脉周围还有腰淋巴结、腹腔淋巴结和神经丛等。

2. 解剖腹主动脉3条不成对的脏支 追踪观察腹主动脉前方发出的3条不成对的脏支：腹腔干、肠系膜上动脉和肠系膜下动脉，观察这些动脉的起始部位。腹腔干在膈肌主动脉裂孔的稍下方起自腹主动脉前壁，约在第12胸椎与第1腰椎高度之间；肠系膜上动脉在腹腔干的稍下方，约平第1腰椎高度起自腹主动脉；肠系膜下动脉在约平第3腰椎的高度起自腹主动脉前壁。

3. 解剖肾动脉和肾静脉 将肠系膜翻向右上方，在肠系膜上动脉根部下方，平第1~2腰椎间盘高度寻找肾动脉，追踪至肾门处。肾静脉自肾门相向而行，汇入下腔静脉。注意观察：①肾动脉发出的肾上腺下动脉；②肾动脉有无分支不经肾门直接穿入肾实质。

4. 解剖肾上腺的血管

（1）在膈的后部，食管裂孔和腔静脉孔两旁，寻找膈下静脉及与之伴行的膈下动脉，追踪其至起点处，寻找其至肾上腺的分支（肾上腺上动脉）。

（2）解剖追踪发自腹主动脉的肾上腺中动脉和起自肾动脉的肾上腺下动脉。

（3）在肾上腺前面找出肾上腺静脉，追踪观察两侧的肾上腺静脉分别注入下腔静脉（右侧）

和左肾静脉（左侧）处。

5. 解剖睾丸（卵巢）血管　在腰大肌前面寻找睾丸（卵巢）静脉，沿其走向纵行切开肾前筋膜，分离出与之伴行的睾丸（卵巢）动脉。向上追踪睾丸动脉的发出处均在肾动脉起始处稍下方的腹主动脉前壁，睾丸静脉的注入部位不同，左侧以直角注入左肾静脉，右侧以锐角注入下腔静脉。向下追踪睾丸血管至腹股沟管深环，女性则追至小骨盆入口处。

6. 解剖骶正中动脉　在左、右髂总动脉的夹角处寻找，为 1 支，观察其发自腹主动脉分叉处的稍后上方，行经第 4～5 腰椎、骶骨和尾骨的前面下行入盆腔。

（四）解剖下腔静脉

1. 观察肾静脉　左侧肾静脉行程较右侧长，跨越腹主动脉的前面，经腹主动脉与肠系膜上动脉夹角处行向右侧，注入下腔静脉。左肾静脉还接受左睾丸静脉和左肾上腺静脉。

2. 观察肾上腺静脉　左侧汇入左肾静脉，右侧直接汇入下腔静脉。

3. 观察睾丸（卵巢）静脉　左侧汇入左肾静脉，右侧直接汇入下腔静脉。

4. 探查肝静脉　肝静脉由肝内小叶下静脉汇合而成，主要有 3 条，分别是肝左静脉、肝中静脉和肝右静脉。在膈的上面找出腔静脉孔，向下即为下腔静脉。清除下腔静脉内的血块，将一手指伸入下腔静脉约 1cm，并向左、向前、向右探查，可触摸到 3 个圆形孔洞，此处即为第二肝门，分别是肝左静脉、肝中静脉和肝右静脉汇入下腔静脉的位置。

5. 解剖淋巴结　在下腔静脉和腹主动脉周围有大小不等、形态各异的腰淋巴结，其输出淋巴管形成腰干。

（五）解剖腹腔神经丛、腰交感干和腰丛

1. 解剖腹腔神经丛　腹腔神经丛位于腹腔干和肠系膜上动脉根部周围，贴附于腹主动脉上段前面及侧面，神经丛内含有腹腔神经节、肠系膜上神经节和主动脉肾神经节等。

（1）在腹腔干根部两旁，小心清除疏松结缔组织，可见一对形状不规则、比较坚硬的结构，为腹腔神经节。右腹腔神经节常被下腔静脉所掩盖。同样，在肠系膜上动脉根部周围解剖出肠系膜上神经节，在肾动脉起始部上方解剖出主动脉肾神经节。

（2）在胸腔后壁找到已经剖出的胸交感干、内脏大神经、内脏小神经，向下追踪，可见它们穿过膈肌后面的膈脚，继续解剖追踪直至腹腔。内脏大神经终于腹腔神经节，其节后纤维加入腹腔神经丛，并攀附血管分布。内脏小神经终于主动脉肾神经节。用镊子提起内脏大神经并向上轻轻牵拉，观察腹腔神经节是否随之活动；以同样方式，牵拉内脏小神经，以便鉴定找到的主动脉肾神经节。

（3）腹腔神经丛内的副交感神经纤维来自迷走神经后干发出的腹腔支。在胃左动脉旁，找出原在胃后壁处已清理出来的迷走神经后干及其发出的腹腔支和胃后支。

（4）腹腔神经丛向下延续为腹主动脉丛（内含肠系膜下神经节），继续向下至第 5 腰椎前方称为上腹下丛，延续至盆腔直肠两侧称为下腹下丛（或称盆丛）。

2. 解剖腰交感干　腰交感干由 3～4 个神经节和节间支构成，位于脊柱与两侧腰大肌之间，表面被深筋膜覆盖。左、右腰交感干之间有横向的交通支。在脊柱与腰大肌之间找到腰交感干，探查其上、下的延续。左腰交感干与腹主动脉左缘相邻，其下端位于左髂总静脉的后面。右腰交感干的前面常为下腔静脉所覆盖，其下端位于右髂总静脉的后方。

3. 解剖腰丛　翻起肾，清理掉肾后的脂肪组织和筋膜。在腰大肌外侧缘，自上而下依次辨认肋下神经以及腰丛发出的髂腹下神经、髂腹股沟神经、股外侧皮神经和股神经。在腰大肌前方解剖出生殖股神经。在腰大肌下部内侧，第 4、5 腰椎之间找出闭孔神经和腰骶干，分别追踪观察，闭孔神经紧贴盆壁内面前行，与闭孔血管伴行穿闭膜管出盆腔。腰骶干下行越过盆腔上口进入小骨盆，加入骶丛。

放回肾，观察肾后的毗邻：①左、右第 12 肋分别斜过左肾的中部、右肾的上部；②第 12 肋以上，肾后面毗邻膈，并隔着膈邻近胸膜腔；③第 12 肋以下，除有肋下血管和神经外，自内侧向外侧为腰大肌及其前方的生殖股神经、腰方肌及其前方的髂腹下神经和髂腹股沟神经等。

（六）解剖乳糜池

在第 1 腰椎至第 12 胸椎水平、腹主动脉后方略偏右侧，寻找乳糜池以及注入的左、右腰干和肠干。追踪乳糜池向上至膈的主动脉裂孔处，分离和观察与乳糜池相连的胸导管。注意有些人的乳糜池不甚明显，而是由相互吻合的淋巴管替代。

【解剖与临床】

1. 肾下垂 又称游走肾，是由于体重减轻或其他原因所致肾周围脂肪减少，或肾床缺陷引起肾下降至肾床以下部位，或站立体位时肾从肾床下降。肾位置的改变可以产生对肾丛的牵拉，造成刺激，可能是腰痛的原因。

2. 膀胱输尿管反流综合征 是各种原因引起的尿液自膀胱向输尿管、肾盂反流，导致临床上反复发作的上行尿路感染。致病原因包括先天性因素，如输尿管发育异常；后天性因素，如下尿路梗阻或神经源性膀胱收缩无力症。

3. 腹膜后间隙 X 线造影 腹膜后间隙内因含有大量的疏松结缔组织，导致易化脓感染和蔓延扩散，临床上亦可对受此疏松结缔组织包裹的重要脏器，如肾、肾上腺等施行腹膜后充气 X 线造影检查。此外，间隙内各器官的手术，也因容易分离和保护腹膜而常采用腰、腹部切口于腹膜外进行。

【思考与练习】

1. 患者，男性，52 岁，工人，因大量呕血而急诊入院。患者 10 余年的乙型肝炎病史。近一年来常有疲乏、无力、食欲缺乏等症状。近 1 周来，时有粪便发黑、嗜睡、厌食，入院前一天突然大量呕血，血色鲜红，粪便呈柏油样。检查见患者呈半昏迷状态，身体消瘦，脉搏快，细弱，脾明显肿大，肝肋下可触及，腹部膨隆，腹水征阳性，腹壁静脉曲张，呈"海蛇头"状；腹部超声检查明显腹水征，肝密度异常，肝门静脉扩张，脾大。实验室检查显示肝功能严重损害。诊断为肝硬化合并门静脉高压症。以下哪个血管吻合不属于门腔静脉吻合（ ）

A. 食管胃底静脉丛　　　　　　　B. 子宫阴道静脉丛

C. 直肠静脉丛　　　　　　　　　D. 脐周静脉网

答案：B

2. 患者，女性，因子宫内膜癌晚期行子宫切除术，术后无尿，考虑在结扎哪个结构时不慎同时结扎了输尿管（ ）

A. 子宫静脉　　　　　　　　　　B. 输卵管

C. 子宫动脉　　　　　　　　　　D. 子宫圆韧带

答案：C

第五章 盆部与会阴

盆部与会阴（pelvis and perineum）位于躯干的下部。盆部由盆壁、盆腔脏器及盆腔内的血管、神经、淋巴管和淋巴结等组成。会阴有广义和狭义之分，解剖学的会阴通常指广义会阴，即盆膈以下封闭骨盆下口的所有软组织的总称；狭义会阴也称产科会阴，指女性外生殖器与肛门之间的狭小区域。

一、体表标志

在尸体上确认以下体表标志：髂嵴、髂前上棘、髂后上棘、耻骨结节、耻骨嵴、耻骨联合上缘、坐骨结节、尾骨尖等。

二、境界分区

骨盆由骶骨岬、弓状线、耻骨梳、耻骨结节、耻骨嵴、耻骨联合上缘围成的界线分隔为大骨盆和小骨盆。大骨盆属腹部。盆部的上界为界线，下界由尾骨尖、骶结节韧带、坐骨结节、坐骨支、耻骨下支、耻骨联合下缘围成。

会阴在体表大体呈一个菱形区，前方为耻骨联合下缘，后方为尾骨尖，两侧为坐骨结节。以两侧坐骨结节的连线可将会阴分为前方的尿生殖区和后方的肛区。

实验一 盆部的解剖

【学习目标】

（一）知识目标

1. 记忆骨盆与会阴的境界、分区与体表标志。

2. 记忆骨盆内脏器的配布与腹膜的关系及其临床意义。

3. 记忆骨盆筋膜间隙的名称、位置、交通及临床意义。

4. 知道盆壁和盆底肌的组成与安排。

5. 记忆膀胱、前列腺的位置、毗邻。

6. 记忆子宫的位置、毗邻、固定装置和子宫动脉的行径与输尿管的关系。

7. 记忆卵巢、输卵管、子宫圆韧带的位置及其与子宫阔韧带的关系。知道卵巢与输卵管的血供和淋巴回流。

8. 记忆直肠的形态、结构、位置、毗邻及神经、血管、淋巴的配布特点和引流规律。

（二）能力目标

1. 能够理解腹膜如何形成盆腔脏器的系膜、韧带和陷凹。

2. 能够辨认膀胱、子宫、前列腺、卵巢和直肠的毗邻。

3. 能够辨认髂内动脉的脏支和壁支。

4. 能够辨认下腹下丛、骶丛和骶交感干。

【实践操作】

（一）观察、摸认盆部的骨性标志及大小骨盆的分界

辨认骶骨岬、弓状线、耻骨梳、耻骨结节、耻骨嵴、耻骨联合、耻骨下支、坐骨支、坐骨结节、骶结节韧带、骶棘韧带、尾骨尖，体会盆部的境界。

尸体仰卧位，观察骨盆的交通。骨盆通过界线与腹部分界；下方为会阴；前下有闭孔，活体大部分由闭孔膜及闭孔内肌和闭孔外肌封闭，仅在闭孔沟处留一管道通向大腿内侧，称闭膜管；骨盆后外侧壁上部有坐骨大孔，由骶棘韧带和坐骨大切迹围成，此孔内有梨状肌穿过，并分隔坐骨大孔为梨状肌上孔和梨状肌下孔，为盆腔通向臀部的通道。

（二）观察盆腔脏器和腹膜

1. 观察男性尸体　腹膜由腹前外侧壁和腹后壁延续入盆腔，并覆盖包裹盆腔脏器。在耻骨联合后下方触摸膀胱（膀胱形态因其内含尿量的多少差异很大），向后在膀胱底处触摸输精管壶腹和精囊。腹膜覆盖着膀胱的上面、膀胱底上部、输精管壶腹和精囊的上部，继而向后反折，覆盖在直肠中、上份的前面和侧面，并向上延续入腹腔，形成乙状结肠系膜。在膀胱底与直肠之间形成的腹膜反折移行处，称为直肠膀胱陷凹，是男性直立位腹膜腔的最低点。

2. 观察女性尸体　腹膜同样覆盖包裹女性盆腔脏器。在耻骨联合后下方触摸膀胱，向后在膀胱的后上方为子宫（子宫肌层厚，内腔小，触摸上去为一坚实的脏器），子宫后方为直肠，在子宫两侧寻找输卵管和卵巢。从腹前外侧壁延续下来的腹膜首先覆盖着膀胱的上面，在膀胱底向后反折，覆盖子宫体前面，然后向上绕过子宫底转折向下，覆盖着子宫体后面、子宫颈后面和阴道后穹窿的后面，在此处腹膜向后反折至直肠前面，向上延续至腹后壁。在膀胱底与子宫之间形成的腹膜反折移行处，称为膀胱子宫陷凹；在子宫体、子宫颈和阴道后穹窿的后面与直肠之间形成的腹膜反折处称为直肠子宫陷凹，是女性直立位腹膜腔的最低点。在子宫两侧触摸子宫阔韧带，为连于子宫侧缘与骨盆侧壁之间的双层腹膜皱襞，上部包裹有输卵管，称输卵管系膜，子宫阔韧带的后层向后包裹卵巢，形成卵巢系膜。子宫阔韧带前层包裹子宫圆韧带，后者行向前外侧，剖查至腹股沟管深环。

（三）剖查输尿管盆部、输精管盆部或子宫圆韧带

1. 剖查输尿管　在左髂总动脉末端和右髂外动脉起始部的前方，找到左、右输尿管，向下追踪至膀胱底。在女性尸体，追踪至子宫颈外侧时，注意勿损伤其前上方跨过的子宫动脉。

2. 剖查输精管或子宫圆韧带　在腹股沟管深环处，找到输精管（男性尸体）或子宫圆韧带（女性尸体），向后追踪至膀胱底或至子宫角。

（四）探查盆筋膜间隙

1. 耻骨后隙　将膀胱尖提起并拉向后，用手指或刀柄插入膀胱与耻骨联合之间，体会两者之间有大量的疏松结缔组织及静脉丛，此即潜在的耻骨后隙，或称膀胱前隙。

2. 直肠后隙　用手指或刀柄伸入直肠与骶前筋膜之间，钝性向前分离直肠，查证两者之间有疏松结缔组织，此即潜在的直肠后隙，又称骶前间隙。

（五）解剖观察盆部血管、神经和淋巴结

1. 解剖髂总血管和髂外血管　自腹主动脉分叉处起，向下沿骨盆上缘走行，修洁髂总血管和髂外血管至腹股沟管深环内侧，保留跨越髂外血管前面的输尿管、输精管、子宫圆韧带和卵巢血管。找到沿髂总和髂外血管排列的淋巴结（可除去）。在髂外动脉末端，找出腹壁下动脉和旋髂深动脉的起始部。再一次观察腹股沟三角的围成，理解其与腹股沟管的关系。

2. 解剖生殖腺血管　在髂外血管外侧找到睾丸血管，修洁它们直至腹股沟管深环。在女性尸体卵巢悬韧带的深面，解剖出卵巢血管，向下追踪至卵巢和输尿管漏斗部，再向上追踪查看卵巢动脉的起点和卵巢静脉的汇入点。

3. 解剖直肠上血管　在残余的乙状结肠系膜内,修洁出直肠上血管,向下追踪到第 3 骶椎前方,证实它分为两支行向直肠两侧壁。

4. 解剖骶正中血管　在骶骨前面正中线上,寻找并修洁细小的骶正中动脉及沿血管排列的骶淋巴结。

5. 解剖髂内血管　自髂总动脉分叉为髂外和髂内动脉处,向下清理髂内动脉至坐骨大孔上缘,再修洁其壁支（臀上动脉、臀下动脉和闭孔动脉）和脏支（脐动脉、膀胱下动脉、子宫动脉、直肠下动脉和阴部内动脉）,壁支清理至已剖出的远段接续,脏支清理至入脏器处。髂内动脉分支常有变异,应细心辨认。各动脉的伴行静脉、脏器周围的静脉丛和髂内淋巴结可观察后结扎清除,注意保留神经丛。

6. 剖查盆腔内的神经

（1）解剖骶丛:于腰大肌内侧缘寻找腰骶干,沿腰骶干向下,清理出梨状肌表面的骶丛,追踪参与此丛的骶神经前支至骶前孔。

（2）解剖闭孔神经:在腰大肌下部的内侧缘找出闭孔神经,追至闭膜管。

（3）解剖盆神经丛:在第 5 腰椎前方中线两侧,用尖镊分离出自腹主动脉丛向下延续的上腹下丛,向下跟踪至直肠两侧的盆丛（下腹下丛）。提起盆丛,清理观察第 2～4 骶神经前支发出的盆内脏神经。在骶前孔内侧清理骶交感干和位于尾骨前方的奇神经节。

【解剖与临床】

1. 输尿管　在女性盆腔,输尿管由后向前走行在子宫颈外侧约 2cm 处,位于子宫动脉的后下方,行子宫全切术时,结扎子宫动脉应注意避开输尿管。

2. 腰丛神经　腰丛神经分支主要有髂腹下神经、髂腹股沟神经、股外侧皮神经、股神经、生殖股神经和闭孔神经。其中前 4 条神经均由腰大肌外侧缘发出,生殖股神经在腰大肌表面走行,闭孔神经在腰大肌内侧缘下降。生殖股神经和闭孔神经在进行盆腔脏器手术过程中易受损伤。

3. 输卵管　可分为子宫部、峡部、壶腹部和漏斗部四部。其中输卵管峡部是女性节育手术的结扎部位。壶腹部为卵子与精子结合、受精的部位。为了确定输卵管是否通畅,临床上常将二氧化碳气体导入子宫腔,进行输卵管通气,看气体是否进入腹膜腔;或将造影剂注入子宫腔和输卵管内,进行 X 线摄像,用以诊断输卵管内腔是否畅通。输卵管通气可以扩张输卵管的狭窄部,以治疗女性不孕。

4. 腹膜外剖宫产术的解剖学基础　由于子宫峡前面无腹膜覆盖,故当产妇不能自然分娩时,常在子宫下段作剖宫取胎术,不必打开腹膜腔,可以避免腹膜腔术后的并发症。

5. 膀胱穿刺　膀胱充盈时呈卵圆形,膀胱尖上升至耻骨联合以上,这时腹前壁折向膀胱的腹膜也随之上移,膀胱的下外侧面直接与腹前壁相贴。临床上常利用这种解剖关系,在耻骨联合上缘之上进行膀胱穿刺术或作手术切口,以避免伤及腹膜。

【思考与练习】

1. 关于子宫的毗邻,下列哪项是正确的（　　　）

A. 子宫颈底隔膀胱子宫陷凹与膀胱底相邻

B. 子宫颈和阴道穹后部隔直肠子宫陷凹与直肠毗邻

C. 子宫颈阴道上部借尿道阴道隔与尿道相邻

D. 子宫体两侧有子宫主韧带

E. 子宫颈两侧有输卵管、子宫动脉

答案：B

2. 不越过骨盆上口的结构是（　　　）

A. 卵巢动脉　　　　　　　　　　　　　　B. 子宫圆韧带

C. 直肠上动脉　　　　　　　　　　　　　D. 输尿管

E. 睾丸动脉

答案：E

实验二　会阴的解剖

【学习目标】

（一）知识目标

1. 知道肛三角和尿生殖三角的境界和内容物。

2. 记忆肛直肠环的形成；坐骨肛门窝的结构、内容及其临床意义。

3. 记忆盆膈的概念与组成；盆筋膜的配布、移行情况。

4. 记忆尿生殖膈的概念与组成。

5. 记忆会阴浅、深隙的组成与男性尿道破裂尿外渗的局部解剖关系。

6. 知道阴茎的构造、血管和神经。

7. 记忆精索被膜与腹前壁的层次关系。

8. 记忆会阴中心腱的定义和临床意义。

（二）能力目标

1. 能够阐述肛直肠环的组成和功能。

2. 能够阐述盆底肌和尿生殖膈及盆膈的相互关系，以及会阴浅、深隙的位置关系。

3. 能够在标本上辨认区分盆底肌。

4. 能够阐述坐骨肛门窝的境界和内容物以及临床意义。

【实践操作】

（一）解剖阴茎

1. 皮肤切口　从耻骨联合前方沿正中线向阴茎背侧作纵行切口至包皮，阴茎皮肤薄，切口不宜过深。

2. 剖查浅筋膜和阴茎背浅静脉　向两侧剥离皮片，观察阴茎浅筋膜包裹阴茎，并向上与腹壁浅筋膜的膜性层（Scarpa 筋膜）相延续。游离出浅筋膜内的阴茎背浅静脉，追踪至汇入股部浅静脉处。

3. 剖查深筋膜　沿皮肤切口，切开浅筋膜并翻向两侧，观察阴茎深筋膜包裹阴茎的 3 条海绵体，并向上连于阴茎悬韧带。

4. 剖查阴茎背深静脉、阴茎背动脉和神经　同样沿皮肤切口切开深筋膜并翻向两侧，寻找阴茎背面的阴茎背深静脉、阴茎背动脉和神经。追踪阴茎背深静脉到它通过耻骨弓状韧带与会阴横韧带之间的间隙进入盆腔。

5. 横断阴茎体　在阴茎体的中份，横行切断阴茎的 3 条海绵体，留尿道面的皮肤连接两端阴茎。在横断面上，观察白膜、3 条海绵体和尿道。

（二）解剖阴囊

1. 切开皮肤和肉膜　自腹股沟浅环向下，沿阴囊前外侧作纵行切口至阴囊底部。切开皮肤和肉膜，证实皮肤与肉膜紧密连接。将皮肤和肉膜翻向两侧，沿肉膜的深面，向正中线探查阴囊中隔。

2. 解剖精索及被膜　由浅入深，依次纵行切开精索外筋膜、提睾肌和精索内筋膜，复习精索被膜与腹前壁的层次关系。分离辨认精索的组成结构，触摸输精管的质地。

3. 剖查睾丸鞘膜腔　纵行切开鞘膜的壁层，观察鞘膜壁层和脏层以及两层间的鞘膜腔，用手指探查证实两层在睾丸后缘相互移行。

4. 观察睾丸和附睾的位置和形态　睾丸呈扁椭圆形，位于阴囊内。一般左侧睾丸稍低于右侧睾丸。睾丸上端与附睾头相邻，后缘与附睾体、附睾尾和输精管的睾丸部相邻。睾丸的血管、神经和淋巴管经睾丸后缘出入。附睾呈新月形，紧贴睾丸的上端和后缘。附睾可分为附睾头、附睾体和附睾尾。附睾尾向上移行为输精管。附睾是结核的好发部位。

（三）正中矢状面平分盆部和会阴

用刀背划准膀胱、直肠、女性尸体子宫和骨盆的正中线；用粗细适当的金属探针，自尿道外口插入尿道至膀胱内，标志阴茎和男、女性尿道的正中线。沿正中线，锯开骨盆前方的耻骨联合和后方的骶骨及尾骨，用手术刀从正中切开男性阴茎、阴囊、膀胱、前列腺和直肠，或者女性膀胱、尿道、子宫、阴道和直肠。清洗直肠和膀胱。

（四）观察尿道

在尸体的正中矢状面上辨认男性尿道的分部、狭窄、膨大和弯曲，女性尿道和阴道的毗邻关系。男性尿道分为前列腺部、膜部和海绵体部，分别穿过前列腺、尿生殖膈和尿道海绵体。男性尿道有3个狭窄、3个膨大和2个弯曲。狭窄分别为尿道内口、膜部和尿道外口，是尿道结石容易嵌顿的部位。3个膨大是尿道前列腺部、尿道球部和舟状窝。2个弯曲是耻骨下弯和耻骨前弯。女性尿道较男性尿道短、宽而直。尿道内口约平耻骨联合后面中央或下部，走行向前下方，穿过尿生殖膈，开口于阴道前庭的尿道外口。阴道位于小骨盆中央，前邻膀胱和尿道，后邻直肠。

（五）解剖肛三角

1. 皮肤切口 绕肛门作弧形切口，切开周围皮肤。从坐骨结节向内，横行切开皮肤至锯断面，剥离坐骨结节连线后的残余皮肤。

2. 剖查坐骨肛门窝的血管和神经 钝性清除肛门与坐骨结节之间的脂肪组织，显露坐骨肛门窝。勿向前过多剥离，以免破坏尿生殖三角结构。分离出横过此窝的肛血管和肛神经，追踪至肛门。在坐骨结节内侧面上方3cm处，前后方向切开闭孔筋膜上的阴部管，分离出管内走行的阴部内血管和阴部神经。向后追踪至坐骨小孔，向前分离至它们发出会阴支和阴茎（蒂）支。

3. 清理坐骨肛门窝的境界 保留已解剖出的血管、神经，进一步清理窝内的脂肪，显露窝的各壁、尖和前、后隐窝，观察肛提肌和尾骨肌下面的盆膈下筋膜。坐骨肛门窝又称坐骨直肠窝，位于肛管两侧，为尖朝上、底朝下的锥形间隙，包括1尖1底和4壁。尖由盆膈下筋膜与闭孔筋膜汇合而成；底为浅筋膜和皮肤；前壁为会阴浅横肌及尿生殖膈；后壁为臀大肌下缘及其筋膜和深部的骶结节韧带；内侧壁为肛门外括约肌、肛提肌、尾骨肌及盆膈下筋膜；外侧壁为坐骨结节和闭孔内肌及其筋膜。坐骨肛门窝向前后伸展形成前隐窝和后隐窝，前隐窝位于肛提肌与尿生殖膈之间，后隐窝位于尾骨肌、骶结节韧带和臀大肌之间。

4. 解剖肛门外括约肌 清除肛门外括约肌表面的筋膜，并进行辨认。肛门外括约肌为环绕肛门内括约肌周围的横纹肌，按位置可分为皮下部、浅部和深部。皮下部位于肛门周围皮下，肛门内括约肌下方。肌束呈环形，前方少量纤维附着于会阴中心腱，后方部分纤维附着于肛尾韧带。浅部位于皮下部外上方，起自尾骨下部和肛尾韧带，经肛管两侧向前止于会阴中心腱。深部位于浅部上方，肌束呈环形，前方许多肌纤维与会阴浅横肌交织，后方部分肌纤维附着于肛尾韧带，上部肌纤维与耻骨直肠肌交织。

（六）解剖尿生殖三角

1. 皮肤切口 绕阴囊（或女性阴道前庭）作弧形切口，并清除会阴区残留皮肤和皮下脂肪，暴露会阴浅筋膜。

2. 解剖会阴浅筋膜 男性尸体从阴囊前外侧皮肤和肉膜切口移出睾丸、附睾、精索和被膜，手指或刀柄深入切口的深面。女性尸体可将小指或刀柄从正中矢状锯断面伸入会阴浅筋膜深面，向外侧和前、后方探查它的附着和延续。

3. 剖查会阴浅隙 在尿生殖区后缘，横行切开会阴浅筋膜。将会阴浅筋膜翻向外侧，在坐骨结节内侧，分离出阴部内血管和阴部神经发出的会阴血管和神经，追踪它们的分支至阴囊（唇）。清除浅隙内的结缔组织，先显露坐骨海绵体肌、球海绵体肌和会阴浅横肌。剥离坐骨海绵体肌和球海绵体肌后，显露阴茎（蒂）脚和尿道球（前庭球和前庭大腺）。在尿生殖三角的后缘中点，清理会阴中心腱，观察附着此处的肌。会阴中心腱又称会阴体，男性位于肛门与阴囊根之间，女性位于肛门与阴道前庭后端之间，在矢状位上，呈楔形，尖朝上、底朝下，深 3～4cm，有肛门外括约肌、球海绵体肌、会阴浅横肌、会阴深横肌、尿道阴道括约肌（男性为尿道括约肌）和肛提肌附着于此处。

4. 显露尿生殖膈下筋膜 将尿道球（前庭球和前庭大腺）、阴茎（蒂）脚和会阴浅横肌从附着处切断，移除，显露深面的尿生殖膈下筋膜。尿生殖膈下筋膜属于该区深筋膜浅层，也称会阴膜，深层的深筋膜称为尿生殖膈上筋膜。浅深两层筋膜皆为三角形，几乎呈水平位展开，两侧附着于耻骨弓，后缘终于两侧坐骨结节的连线上，并与会阴浅筋膜三者相互愈着，它们的前缘在耻骨联合下相互愈合，增厚形成会阴横韧带。

5. 剖查会阴深隙结构 沿尿生殖膈下筋膜的后缘和前缘，切开该筋膜，翻向外侧。清理后份的会阴深横肌和前份的尿道括约肌（尿道阴道括约肌），在坐骨支附近寻找阴茎（蒂）背血管，在会阴深横肌浅面寻找尿道球腺。

6. 显露尿生殖膈上筋膜 清除部分尿道括约肌（尿道阴道括约肌）纤维，显露深面的尿生殖膈上筋膜。会阴浅筋膜与尿生殖膈下筋膜之间为会阴浅隙，又称会阴浅袋。尿生殖膈上、下筋膜之间的封闭间隙称为会阴深隙，也称会阴深袋。注意区别这两个间隙。

【解剖与临床】

1. 会阴中心腱 又称会阴体。男性位于肛门与阴茎根之间，女性位于肛门与阴道前庭后端之间。附着此处的肌有：肛门外括约肌、球海绵体肌、会阴浅横肌、会阴深横肌、尿道阴道括约肌和肛提肌。会阴中心腱有加固盆底、承托盆内脏器的作用。在分娩过程中应重点保护。

2. 坐骨肛门窝 位于肛管的两侧，略似尖朝上、底朝下的锥形间隙。窝尖由盆膈下筋膜与闭孔内肌筋膜汇合而成，窝底为肛三角区的皮肤及浅筋膜。内侧壁的下部为肛门外括约肌，上部为肛提肌、尾骨肌及覆盖它们的盆膈下筋膜。外侧壁为坐骨结节内侧面、闭孔内肌及筋膜。前壁为会阴浅横肌及尿生殖膈，后壁为臀大肌及其筋膜和深部的骶结节韧带。坐骨肛门窝向前延伸到肛提肌与尿生殖膈汇合处，形成前隐窝；向后延伸至臀大肌、骶结节韧带与尾骨肌之间，形成后隐窝。窝内有大量的脂肪组织，称坐骨肛门窝脂体，具有弹性垫作用，排便时允许肛门扩张。窝内脂肪的血供较差，感染时容易形成脓肿或瘘管。

3. 阴部管 又称阿尔科克（Alcock）管，位于坐骨肛门窝的外侧壁，坐骨结节下缘上方约 3cm，自骶结节韧带内下缘（坐骨小孔处）向前延至尿生殖膈后缘，是闭孔内肌筋膜分成内、外侧两层，两层之间形成的呈矢状位的扁管状裂隙，内有阴部神经和阴部内血管穿过。阴部神经起自骶丛，经梨状肌下孔出盆腔，再绕坐骨棘经坐骨小孔入阴部管。阴部神经的分支主要有：肛神经、会阴神经、阴茎（蒂）背神经。阴部神经阻滞麻醉在产科中已得到广泛应用。阴部管内阴部神经阻滞麻醉进针浅、易操作，麻醉效果好，同时联合局部浸润麻醉，能更好地松弛软产道，提高分娩质量。

4. 尿道破裂和尿道外渗 男性尿道破裂常由骑跨伤、手术器械操作粗暴、骨盆骨折和战伤造成。尿道膜部的位置固定，与尿道海绵体部连接处壁最薄，是最易发生损伤的部位。

尿道海绵体前部发生破裂时，由于阴茎深筋膜包裹所有海绵体，外渗的尿液一般仅局限于阴茎范围内。若阴茎深筋膜也有破裂，则外渗尿液可随阴茎浅筋膜外渗到阴囊和腹前外侧壁。

尿道球部或尿道球与尿生殖膈下筋膜连接处破裂时，尿液渗入会阴浅隙内；由于浅会阴筋膜向前上续于阴囊肉膜、阴茎浅筋膜，并越过耻骨联合与腹前外侧壁下部的浅筋膜深层相连，因而会阴浅隙内的尿液可渗入阴茎、阴囊和腹前外侧壁的下部。

尿道膜部破裂时，由于此处筋膜坚固且无缝隙与周围相通，尿液不易向外扩散，故只局限于会阴深隙中。

在尿生殖膈上筋膜以上尿道断裂时，尿液可渗向耻骨后间隙，向后可至骨盆直肠间隙。

【思考与练习】

1. 阴茎手术，如包皮环切术，术前神经阻滞的部位是（　　）

A. 阴茎的两侧 　　　　　　　　　　　　B. 阴茎的背侧

C. 阴茎的腹侧 　　　　　　　　　　　　D. 阴茎的前端

E. 阴茎的后端

答案： B

2. 男性骑跨伤，损伤尿道球，若出现尿液外渗，不会进入（　　）

A. 阴茎 　　　　　　　　　　　　　　　B. 阴囊

C. 腹前壁 　　　　　　　　　　　　　　D. 会阴浅隙

E. 坐骨肛门窝

答案： E

第六章 脊 柱 区

脊柱区（vertebral region）也称背区，是由脊柱及其后方和两侧软组织所共同构成的区域，上起枕外隆凸和上项线，下至尾骨尖，两侧界是从斜方肌前缘、三角肌后缘上份、腋后襞与胸壁交界处、腋后线、髂嵴后份、髂后上棘至尾骨尖的连线。脊柱位于背部的正中，是身体的支柱，其上部悬挂胸壁和腹壁，下部将身体的重量和所受的震荡通过骨盆传递到下肢。

一、体 表 标 志

在标本上辨认下列重要体表标志：枕外隆凸、上项线、乳突、第7颈椎棘突、肩峰、肩胛冈、肩胛骨下角、第12肋、胸腰椎棘突、骶正中嵴、髂嵴、髂后上棘、骶角、骶管裂孔、尾骨、竖脊肌。

二、境界与分区

脊柱区可分为4个区，即项区、胸背区、腰区和骶尾区。项区上界即为脊柱区的上界，下界为第7颈椎棘突至两侧肩峰的连线，其同时也为胸背区的上界。胸背区的下界为第12胸椎棘突、第12肋下缘和第11肋前份的连线，其同时也为腰区的上界，腰区的下界为两侧髂后上棘的连线。骶尾区为两侧髂后上棘与尾骨尖围成的三角区。

位于胸背区外上份的肩胛区在上肢叙述。

实验一 脊柱区的解剖

【学习目标】

（一）知识目标

1. 知道脊柱区的境界和分区，以及脊柱区的体表标志。
2. 知道背部深层肌肉层次安排。
3. 记忆枕下三角、腰上三角和腰下三角的境界、内容物。
4. 熟记背部由浅入深进入椎管的层次结构。
5. 熟记椎管各壁的结构及椎管内各层被膜的结构特点和形成的几个腔隙。
6. 知道椎静脉丛是上、下腔静脉间侧支循环的重要途径及临床意义。

（二）能力目标

1. 能够找到斜方肌、背阔肌、竖脊肌、头后大直肌、头上斜肌、头下斜肌、上后锯肌、下后锯肌、椎动脉、枕下神经、枕动脉、枕大神经、肩胛背动脉、脊神经后支、骨纤维孔、骨纤维管、黄韧带、椎管、脊神经根、硬脊膜、蛛网膜、软脊膜等结构。
2. 能够理解枕下三角、听诊三角、腰上三角和腰下三角的位置和意义，以及椎管各壁的结构；重点加强理解腰区到达肾经过的层次、椎管穿刺手术所经过的层次。

【实践操作】

（一）体位和切口

1. **体位** 尸体取俯卧位，暴露从枕外隆凸到骶骨后面的项、背、腰、骶全部区域。

2. 皮肤切口（图 6-1）

（1）背部中线切口：自枕外隆凸沿后正中线向下直至骶骨后面的中部（图 6-1a）。

（2）枕部横切口：自枕外隆凸沿上项线向外侧直至乳突（图 6-1b）。

（3）肩部横切口：自第 7 颈椎棘突向外侧直至肩峰（图 6-1c）。

（4）背部横切口：平肩胛骨下角，自后正中线向外侧直至腋后线（图 6-1d）。

（5）髂嵴弓形切口：自骶骨后面中部向外上方沿髂嵴弓状切至腋后线。此切口不可太深，以防损伤臀上皮神经（图 6-1e）。

5 条切口将背部两侧的皮肤分为上、中、下 3 片，将 3 片皮肤连同背部浅筋膜一起分别自内侧翻向外侧。上片翻至斜方肌前缘，中片和下片翻至腋后线。

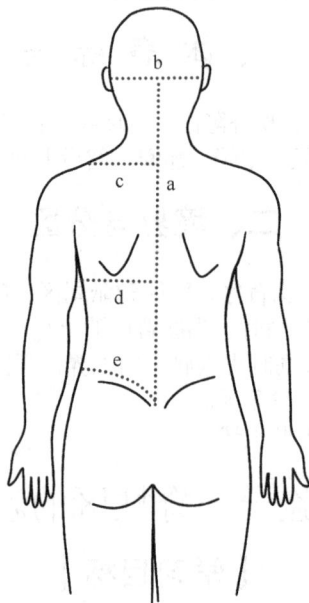

图 6-1　脊柱区的解剖皮肤切口

（二）解剖操作

1. 脊柱区浅层结构的解剖

（1）皮神经的解剖：在背部正中线两侧的浅筋膜内解剖脊神经后支的皮支及伴行的肋间后血管的穿支。在背上部，胸神经后支靠近棘突处穿出；在背下部，胸神经后支在近肋角处穿出。臀上皮神经是由第 1～3 腰神经后支的外侧支从竖脊肌外侧缘浅出形成，走行中伴行细小的腰动脉的分支。臀上皮神经在髂嵴上方浅出处比较集中，正好位于竖脊肌外侧缘附近，在腰部急性扭伤时可以引起神经损伤，是导致腰腿痛的常见原因之一。于肩胛冈水平距正中线约 2cm 处寻找第 2 胸神经的后支的皮支；在枕外隆凸外侧 2～3cm，斜方肌的枕骨起始部与胸锁乳突肌的枕骨附着部之间的间隙内解剖出枕动脉，在动脉内侧解剖出伴行的枕大神经。枕大神经是第 2 颈神经后支的分支，在上项线下方、斜方肌的起点处浅出，分布至枕部皮肤。枕动脉起自颈外动脉的后壁，向后上经颞骨乳突内面进入项区，在夹肌深面和半棘肌外侧缘处，越过枕下三角分出数支。本干继续向上至上项线高度，在斜方肌与胸锁乳突肌止点之间浅出，与枕大神经伴行，分布至枕部。

（2）清除浅筋膜：暴露深筋膜。观察背部深筋膜的浅层在棘突、肩胛冈、肩峰和髂嵴等部位的附着点。

2. 脊柱区深层结构的解剖

（1）背深筋膜浅层的解剖：背深筋膜的浅层包裹斜方肌和背阔肌，按肌纤维走行方向去除深筋膜，修洁斜方肌和背阔肌。清理斜方肌外侧缘的深筋膜时注意不要损伤副神经和颈丛的分支。修洁背阔肌时注意保留并观察背阔肌起始部的腱膜即胸腰筋膜。项区和胸背区的深筋膜较薄弱，骶尾区的深筋膜与骶骨背面的骨膜相愈着，第12肋与髂嵴之间的深筋膜增厚，并分为前、中、后3层，被称为胸腰筋膜。在腰部外侧、背阔肌前方，修出腹外斜肌后缘。

（2）观察背浅肌及肌间三角：观察斜方肌和背阔肌。斜方肌主要起自背部正中线全部胸椎棘突和第7颈椎棘突，上至上项线、枕外隆凸、项韧带，止于锁骨外侧1/3、肩峰、肩胛冈；背阔肌起自正中线下6个胸椎棘突、全部腰椎棘突、骶正中嵴及髂嵴后部，止于肱骨小结节嵴。在斜方肌的外下缘、肩胛骨的脊柱缘及背阔肌的上缘之间，找到听诊三角。听诊三角的底为薄层脂肪组织、深筋膜和第6肋间隙，表面覆以皮肤和浅筋膜，是背部听诊呼吸音最清楚的部位。在背阔肌前下缘、腹外斜肌后缘和髂嵴之间，确认腰下三角。三角的底为腹内斜肌，表面仅覆以皮肤和浅筋膜。腰下三角为腹后壁的薄弱区，可发生腰疝。在右侧，腰下三角前方与阑尾和盲肠相对应，在发生盲肠后位阑尾炎时，此三角有明显压痛。

（3）解剖斜方肌和背阔肌

1）从斜方肌的外下缘紧贴其深面插入刀柄，钝性分离至胸椎棘突的起始部。沿后正中线外侧1cm处由下往上纵行切开斜方肌，并向外侧翻起至其肩胛冈处的止点，一边翻起一边清理深面结构，注意勿损伤深面的菱形肌。再沿上项线将斜方肌的枕骨起点切断，向下翻起。注意保留枕大神经，不要损伤其外上缘深面的副神经和颈横血管的深支。翻开斜方肌后，沿副神经及其伴行血管清除周围的结缔组织。

2）从背阔肌的外下缘紧贴其深面插入刀柄，向内上方钝性分离。再沿背阔肌的肌性部分与腱膜的移行线外侧1cm处纵行切开背阔肌，翻向外侧。注意其深面的下后锯肌。观察并切断背阔肌在下位3～4肋和肩胛骨下角背面的起点。清理并观察胸背神经、胸背动脉和静脉，它们在靠近腋区自背阔肌外缘中点进入该肌深面。

（4）解剖背浅肌深层和腰上三角

1）背浅肌深层包括肩胛提肌、菱形肌、上后锯肌和下后锯肌。肩胛提肌位于项部两侧，起自上位颈椎横突，止于肩胛骨上角和内侧缘的上部。菱形肌起自下位2个颈椎和上位4个胸椎的棘突，止于肩胛骨内侧缘。上后锯肌和下后锯肌参与呼吸运动。在肩胛骨上方和内侧修洁、辨认肩胛提肌和菱形肌。沿后正中线外侧1cm处，切断菱形肌，翻向外下方，显露位于棘突和第2～5肋之间的上后锯肌。注意在肩胛提肌和菱形肌深面解剖辨认肩胛背神经和血管。沿后正中线外侧1cm处切断上后锯肌，翻向外侧，显露属于背深层的夹肌。然后在胸背部和腰部移行处修洁、辨认下后锯肌，沿背阔肌的切断线切下下后锯肌，翻向外侧，观察其在肋骨的止点，体会其参与呼吸运动的功能。

2）观察、解剖腰上三角。腰上三角是由12肋的下缘、竖脊肌的外侧缘和腹内斜肌的后缘围成的区域。有时由于下后锯肌在第12肋的附着处与腹内斜肌后缘相距较近，则下后锯肌也参与构成一个边，从而形成一个四边形的间隙。腰上三角的表面由背阔肌覆盖，深面是腹横肌起始部的腱膜，腹横肌腱膜深面有3条与第12肋平行的神经，自上而下分别为肋下神经、髂腹下神经和髂腹股沟神经斜向穿行。腹横肌腱膜的前方为腰方肌和肾。腰上三角为腹后壁的薄弱区，腹部脏器可经此三角向后突出形成腰疝，腹膜后脓肿也常从此区向外突出，同时，肾脏手术的腹膜外入路也经过此三角，因此具有重要的临床意义。

（5）解剖背深筋膜深层

1）切除项筋膜，修洁夹肌、竖脊肌表面的筋膜。

2）解剖胸腰筋膜：沿竖脊肌的中线，纵行切开胸腰筋膜后层，翻向两侧，显露竖脊肌。将竖脊肌牵拉向内侧，观察深面的胸腰筋膜中层，体会竖脊肌鞘的构成。在胸腰筋膜中层的深面，有腰方肌和胸腰筋膜的前层，暂不解剖。

（6）解剖竖脊肌和横突棘肌：竖脊肌是背深肌中最长、最粗大的肌，起自骶骨后面、髂嵴后部和腰椎棘突，肌纤维由外上分为3组，沿途分别止于肋骨、椎骨及颞骨乳突等，以腰部和下胸部最为明显。依照肌纤维的位置和起止点，竖脊肌可分为外侧的髂肋肌，中间的最长肌和内侧的棘肌。小心钝性分离竖脊肌的3列肌纤维。将竖脊肌的各部肌束，由棘突、横突和肋角的骨剥离，翻向下，观察位于椎骨横突与棘突之间的横突棘肌。

（7）解剖枕下三角：清理斜方肌深面的头、颈夹肌和头半棘肌。在枕外隆凸旁约两指处，于头半棘肌表面解剖出枕动脉及枕大神经，沿棘突纵行切断头夹肌，翻向外上方，再将深面的半棘肌从枕骨附着部切断，翻向下方，注意保留枕大神经，清理并观察枕下三角。枕下三角由头后大直肌、头上斜肌、头下斜肌围成。在三角内，可见有枕下神经，它支配头后大、小直肌、头上斜肌和头下斜肌。在枕下神经内侧附近还可找到自外向内横行的椎动脉，追踪椎动脉。在头下斜肌下缘可见到枕大神经的起始部分，支配枕下肌，同时可见伴行的枕动脉。

（8）解剖椎管：暴露整个脊柱后面的棘突及椎板，观察棘间韧带、黄韧带及椎板。

1）打开椎管：使尸体的头部下垂，垫高腹部。清除各椎骨和骶骨背面所有附着的肌。保存部分脊神经后支，以便后期观察其与脊神经和脊髓之间的联系。在各椎骨的关节突内侧和骶骨的骶中间嵴内侧纵行锯断椎弓板，再从上、下两端横行凿断椎管的后壁，掀起椎管后壁，观察连于椎弓板内面的黄韧带。黄韧带又称弓间韧带，是连于相邻上、下椎弓板之间的黄色弹性纤维组织，具有协助围成椎管的作用，并可限制脊柱过度前屈。在腰穿或硬膜外麻醉时，需穿经此韧带才可到达椎管。

2）观察椎管的内容物：椎管壁与硬脊膜之间是硬膜外隙，其内充满着脂肪组织和椎内静脉丛等。用探针探查硬膜外隙，注意观察有无纤维隔存在。小心清除间隙内的疏松结缔组织和静脉丛等，可见硬脊膜。硬脊膜由致密结缔组织构成，厚而坚韧，上方附于枕骨大孔边缘，与硬脑膜内层相续；向下在第2骶椎高度形成盲端，并借终丝附于尾骨。沿后正中线纵行剖开硬脊膜，翻向两侧。注意观察和体会硬脊膜与其深面蛛网膜之间存在一潜在的硬膜下隙。观察蛛网膜，薄而半透明，无血管。提起、纵行切开蛛网膜，用探针探查蛛网膜下隙及其下端的终池。认真观察脊髓、脊髓圆锥、终丝和马尾等结构。紧贴脊髓表面有软脊膜，含有丰富的血管。软脊膜与蛛网膜之间的间隙称蛛网膜下隙，内含脑脊液。寻找并观察在脊髓的两侧由软脊膜形成的齿状韧带，其介于脊神经前、后根之间，与硬脊膜相连，有维持脊髓正常位置的作用。

用咬骨钳咬除几个椎间孔后壁的骨质，观察椎间孔、椎间盘、后纵韧带、脊神经节、脊神经根、脊神经前支和后支等解剖结构，理解临床上常见的椎间盘突出、黄韧带肥厚、椎体边缘及关节突骨质增生等所引起的神经卡压。

【解剖与临床】

1. 腰椎穿刺　由于成人脊髓下端约平第1腰椎水平，临床上成人腰穿时，一般在第3～4或4～5腰椎间进行腰椎穿刺，穿刺针经皮肤、浅筋膜、深筋膜、棘上韧带、棘间韧带、黄韧带、硬脊膜和脊髓蛛网膜而到达终池。

2. 肾手术入路　临床上肾手术的腹膜外入路均经过腰上三角。当切开腹横肌起始部的腱膜时，应注意保护其深面的3条神经（肋下神经、髂腹下神经和髂腹股沟神经）。另外第12肋前方与胸膜腔相邻，为扩大手术野，常需切断腰肋韧带，将第12肋上提，此时，应注意保护好胸膜，以免损伤造成气胸。

3. 腰疝　腰上三角、腰下三角均是腹后壁的薄弱区之一，腹腔器官可经此三角向后突出，形成腰疝。另外肾周围脓肿时，可在腰上三角处切开引流。

【思考与练习】

1. 小明单位组织体检，彩超发现右肾有一个直径约10cm的囊肿，与泌尿外科专家沟通，决定行"经腹膜后腹腔镜手术"进行治疗，切口部位在右腋后线与12肋尖水平的交界处。请问下列哪条神经与手术的关系最不密切（　　）

A. 髂腹下神经　　　　　　　　　　　　B. 股神经

C. 髂腹股沟神经　　　　　　　　　　　D. 肋下神经

答案：B

2. 小明突发右下腹疼痛，急诊科医师诊断为"急性阑尾炎"，需手术治疗，麻醉方式选择"硬膜外麻醉"，自椎间隙从后向前穿刺，使穿刺针头到达硬膜外隙，注入局麻药。请问当穿刺针尖到达硬膜外隙时刺破哪个结构可产生明显的落空感（　　）

 A. 黄韧带   B. 椎间盘

 C. 棘间韧带   D. 前纵韧带

 答案：A

3. 小明近日总是头痛，伴有发热、呕吐和嗜睡症状，去医院检查，医师考虑可能是脑膜炎，为明确诊断，建议作"腰椎穿刺术"，自腰 2 至骶 1（以腰 3～4 为主）椎间隙从后向前穿刺，使穿刺针头到达蛛网膜下腔抽取脑脊液进行检查。请问下列哪个结构在穿刺中不可能经过（　　）

 A. 黄韧带   B. 硬膜外隙

 C. 棘间韧带   D. 前纵韧带

 答案：D

4. 小明在出生后几小时其家人发现他哭闹时背部右下方有一半圆形凸起肿块，质地柔软、表面皮肤正常，安静时可消失。经外科医师检查，初步诊断为先天性腰疝，发生于腰下三角处。请问下列哪个结构不参与腰下三角的构成（　　）

 A. 髂嵴   B. 腹外斜肌

 C. 背阔肌   D. 腹内斜肌

 答案：D

第七章 上　　肢

上肢（upper limb）与颈部和胸部相连，是人体高度进化发育的部分。人类上肢运动灵活、复杂，上肢骨纤细、轻巧，关节面浅，关节囊薄而松弛，肌肉配布数目较多；肩胛骨与躯干骨之间没有关节，只借肌肉相连。通过上肢结构的解剖、观察，学习腋窝、肘窝、腕管等局部概念，熟悉上肢肌肉的配布和血管、神经的走行，对临床上肢损伤的诊断、治疗和预后都有重要意义。

一、体 表 标 志

在尸体上确认以下体表标志：肩峰、肩胛冈、肩胛骨下角、锁骨、喙突、肱骨大结节、腋前襞、腋后襞、肱二头肌内侧沟、肱二头肌外侧沟、三角肌、三角肌粗隆、肱骨内上髁、肱骨外上髁、桡骨头、尺骨鹰嘴、尺神经沟、桡骨茎突、尺骨茎突、鱼际、小鱼际、鼻烟窝。

二、境 界 与 分 区

上肢通过肩部与颈、胸和背部相接。上肢与颈部的界线在前面为锁骨上缘的外侧1/3段，在后面为从肩峰至第7颈椎棘突的连线的外侧1/3段。上肢与胸部的界线为三角肌前、后缘上份与腋前、后襞下缘中点的连线与胸、背部为界。

上肢可进一步分为肩部、臂部、肘部、前臂、腕部和手部等6部分。本实验教程将上肢的解剖操作分为：①胸前区和腋窝；②臂前区、肘前区和前臂前区；③三角肌区肩胛区、臂后区、肘后区和前臂后区；④腕和手的解剖四部分。

实验一　胸前区和腋窝的解剖

【学习目标】

（一）知识目标

1. 知道上肢的境界与分区。

2. 熟记锁骨、肩峰、颈静脉切迹、胸骨角、剑突、肋弓、肱骨内上髁、肱骨外上髁、鹰嘴、尺骨头和桡骨茎突等体表标志。

3. 记忆腋窝的构成和胸前壁的层次结构。

4. 记忆腋动脉起止、分段、分支及各分支的走行位置。

5. 记忆腋静脉的起止、位置。

6. 记忆腋淋巴结的位置、分群及流注关系。

7. 记忆腋窝内臂丛的3个束及各束分支的名称、位置，以及与附近肌肉、血管的毗邻关系。

8. 记忆三边孔与四边孔的围成、穿过的结构。

（二）能力目标

1. 能够找到头静脉、三角肌、胸大肌、胸小肌、前锯肌、肋间神经前皮支、肋间神经外侧皮支（肋间臂神经）、喙突、锁骨下肌、锁胸筋膜、胸肩峰动脉、胸外侧神经、胸内侧神经、胸外侧动脉、胸长神经、胸背神经及胸背动脉、腋动脉、肩胛下动脉、旋肩胛动脉、旋肱后动脉、腋静脉、臂丛外侧束、内侧束、后束、肌皮神经、正中神经、前臂内侧皮神经、尺神经、臂内侧皮神经、腋神经、桡神经、肩胛下神经等结构。

2. 能够在标本上描述腋窝的构成。

3. 能够在标本上辨认腋窝内的结构及其排列。

【实践操作】

（一）体位和切口

1. 体位 尸体仰卧位，解剖腋窝时可使上肢外展。

2. 皮肤切口（同图 3-1）

（1）沿胸前正中线自胸骨颈静脉切迹切至剑突。

（2）颈静脉切迹向外侧沿锁骨作一横行切口至肩峰。

（3）自剑突沿肋弓作弧形切口至腋后线。

（4）自正中切口下端向外上对乳头方向作斜行切口至乳晕（男性）或乳房周缘（女性），再沿乳晕或乳房作环形切口，再从环形切口的对侧继续向外上作斜行切口至腋前襞上部。

（5）在臂前区上、中 1/3 交界处作一横切口。

（6）自第 4 切口向下沿上臂内侧面作纵行切口至第 5 切口。

将胸上部皮肤仔细翻至肩外侧，将胸下部及臂上部内侧的皮肤向后翻至腋后线。

（二）解剖操作

1. 浅层结构的解剖

（1）女性乳房的解剖：先将乳房部剩余的皮肤作两个切口。自乳头根部向上作垂直切口，向外作水平切口，剥除乳房外上象限的皮肤。修去乳房表面的脂肪组织，清理出乳腺叶的轮廓。在已剥除乳晕皮肤的部位，以乳头为中心，用刀尖沿放射方向轻轻划开，仔细剥出输乳管，追踪至乳腺叶。在乳头处，观察输乳管窦。最后，将乳房自胸大肌表面剥离。

（2）解剖肋间神经前皮支：沿胸骨旁线切开浅筋膜，提起切缘，逐渐向外侧剥离、翻开，直至胸大肌起始处，然后继续向外侧钝性分离，可发现有第 2～7 肋间神经前皮支从胸大肌起始处附近相应的肋间隙穿出。肋间神经属于胸神经前支，走行于肋间内、外肌之间，主要支配肋间肌。其皮支有两类：前皮支在近胸骨侧缘处浅出，分布于胸前壁的皮肤及胸膜壁层的内侧份；外侧皮支在肋角前方发出，斜穿前锯肌浅出后分为前、后两支，分别向前、后走行分布于胸外侧壁和肩胛区的皮肤。

（3）解剖肋间神经外侧皮支：沿腋前线稍后方切开浅筋膜，提起切缘，逐渐向内侧剥离、翻开，可见肋间神经外侧皮支伴肋间后动脉的穿支从相应肋间隙穿出，节段性分于胸前外侧壁。第 2 肋间神经的外侧皮支较粗大，经腋窝皮下达臂内侧部与臂内侧皮神经交通，分布于臂上内侧部皮肤，即为肋间臂神经。上述皮神经找出 1～2 支，略加剥离追踪即可。

2. 深层结构的解剖

（1）观察胸前筋膜及腋筋膜：除去所有的浅筋膜，显露胸前外侧壁的深筋膜。此处深筋膜分为浅、深两层，浅层覆盖胸大肌和前锯肌，上连锁骨，向下向后分别与上腹部和背部的深筋膜浅层相续；深层包被胸小肌后并在该肌下缘处向下与浅层融合为一层，至腋窝底续于腋筋膜；深层还从胸小肌上缘延伸至锁骨下缘形成锁胸筋膜并包绕锁骨下肌。在胸小肌下缘处两层融合，至腋窝续于腋筋膜。此时只能观察到浅层。

（2）解剖出头静脉末段：沿三角肌胸大肌间沟切开深筋膜，找到头静脉末段。头静脉为上肢重要的浅静脉，起自手背静脉网的桡侧，在桡腕关节近侧转到前臂前面，沿前臂桡侧上行，在肘窝位于前臂外侧皮神经浅面，经肱二头肌外侧沟上行，至三角肌胸大肌间沟，穿锁胸筋膜汇入腋静脉或锁骨下静脉。沿头静脉向近侧分离筋膜，暴露到锁骨下窝处即可，在锁骨下窝处头静脉穿向深面，留待后面继续解剖，以免破坏锁胸筋膜。此沟内同时可见有胸肩峰动脉的三角肌支和 2～3 个锁骨下淋巴结。

（3）暴露胸大肌：修除胸大肌表面的筋膜，暴露胸大肌的境界，观察其起止点和肌纤维走行的方向。胸大肌位于胸廓前上部的浅层，可分为锁骨部、胸肋部和腹部，其起自锁骨内侧 2/3 段、胸骨前面和第 1～6 肋软骨前面，各部肌束聚合向外侧，以扁腱止于肱骨大结节嵴。沿胸大肌起点 2cm 处弧形切断该肌，并向外上翻起，操作时可从内下向外上依次进行。翻开胸大肌的同时，会发现从深面穿出连至胸大肌的一些血管、神经，主要为胸肩峰动脉、胸内侧神经和胸外侧神经。胸肩峰血管和胸外侧神经在胸小肌上缘穿过锁胸筋膜进入胸大肌，胸内侧神经穿出胸小肌表面进入胸大肌，注意鉴别。在贴近胸大肌处切断这些血管、神经，并在血管、神经的断端带上一小块肌肉，以便后面复习时可以辨识。将胸大肌充分掀向外侧至其止点处。

（4）观察锁胸筋膜的组成及其穿经的结构：掀开胸大肌后，即可见到在胸小肌上缘与锁骨、锁骨下肌及喙突之间的锁胸筋膜。清理穿出锁胸筋膜的胸肩峰动脉和伴行静脉、胸外侧神经，并可观察到头静脉穿过此筋膜中部至其深面，细心剥离此筋膜，可见其与深面的腋鞘紧密结合。腋鞘为颈深筋膜深层延续至腋窝，包裹腋动脉、腋静脉和臂丛锁骨下部所形成的筋膜鞘。临床上作臂丛锁骨下部麻醉时，可将药液注入腋鞘内。保留穿过锁胸筋膜的结构，观察头静脉最终注入腋静脉或锁骨下静脉。除去锁胸筋膜，显露、观察、切开腋鞘并分离其包被的血管、神经束。

（5）以胸小肌为标志，观察解剖经过胸小肌上缘、下缘及穿过胸小肌的结构

1）胸小肌上缘的主要结构均从锁胸筋膜穿出。①头静脉及锁骨下淋巴结：在锁骨下方头静脉周围，常可见到几个锁骨下淋巴结，仔细观察、剥除；修洁头静脉末端直至注入腋静脉处。②胸外侧神经：除去锁胸筋膜的同时，细心剥离胸外侧神经，并观察其主要分布至胸大肌。③胸肩峰动、静脉：完全除去锁胸筋膜，显露腋鞘，观察胸肩峰动脉及其分支分布。胸肩峰动脉穿出锁胸筋膜后分为胸肌支、肩峰支、三角肌支，分布于胸大肌、胸小肌、三角肌和肩峰，分支的伴行静脉注入头静脉或腋静脉。

2）解剖穿过胸小肌的结构。清理胸小肌表面，可见自其内穿出的胸内侧神经进入胸大肌。胸内侧神经主要支配胸大肌和胸小肌。在胸小肌起点，即第 3～5 肋处切断胸小肌并翻向外上方，直至喙突，此时已经打开了腋窝前壁。翻起胸小肌时，将进入该肌的胸内侧神经及伴行血管充分游离，尽量保留。

3）沿胸小肌下缘解剖。①胸外侧动、静脉和胸肌淋巴结：在胸小肌下缘的下方，前锯肌的表面，寻找胸外侧动脉及伴行静脉，仔细寻找沿该血管排列的胸肌淋巴结。观察后清除，保留动脉。胸肌淋巴结收集腹前外侧壁、胸外侧壁以及乳房外侧部和中央部的淋巴，其输出淋巴管注入中央淋巴结和尖淋巴结。胸外侧动脉伴胸长神经走行，分布于前锯肌、胸大肌、胸小肌和乳房。②胸长神经：发自臂丛锁骨上分支，主要分布于前锯肌和乳房外侧份。此神经位置较靠后，可在腋中线前锯肌的表面仔细寻找。理解该神经损伤导致前锯肌瘫痪，肩胛骨内侧缘翘起形成的"翼状肩"体征。

（6）解剖腋窝

1）打开腋窝前壁：切断进入胸小肌的胸内侧神经，并向外上彻底翻起胸小肌。此时完全打开了腋窝前壁。

2）解剖腋窝底：将臂外展 90°，仔细清除腋筋膜及其深面的疏松结缔组织，注意观察埋藏在其深面的腋淋巴结中央群，观察后清除。中央淋巴结主要收集胸肌淋巴结、外侧淋巴结和肩胛下淋巴结的淋巴，输出淋巴管注入尖淋巴结。

3）解剖腋鞘：清除贴近腋静脉远侧段排列的腋淋巴结外侧群，沿血管走行方向打开腋鞘。清除腋鞘结缔组织，显露腋动、静脉及臂丛的各个分支。

①腋静脉：位于腋动脉内侧，粗大，在大圆肌下缘处续于肱静脉，并在第 1 肋外侧缘向内延续为锁骨下静脉。腋静脉的属支较多，观察头静脉的汇入情况，切除腋静脉的属支，注意保留腋静脉主干。

②腋动脉：观察腋动脉的分段，仔细剖出各段分支。腋动脉是锁骨下动脉的延续，以第 1 肋外侧缘为界，向外为腋动脉，至大圆肌下缘处，延续为肱动脉。腋动脉位于腋窝中央，前面有胸大肌、锁骨下肌、胸小肌和锁胸筋膜覆盖，内侧为腋静脉，臂丛初在其外侧，继而包绕腋动脉。将胸小肌恢复原位，观察腋动脉的分段：从第 1 肋外侧缘至胸小肌上缘之间为第 1 段，此段的分支有胸上动脉，主要营养第 1、2 肋间隙前部。胸小肌覆盖部分为第 2 段，主要分支有胸肩峰动脉和胸外侧动

脉。胸肩峰动脉主要营养胸大肌、胸小肌、三角肌和肩峰。胸外侧动脉营养前锯肌、胸大肌、胸小肌和女性乳房。胸小肌下缘至大圆肌下缘为第 3 段，主要分支包括肩胛下动脉、旋肱前动脉和旋肱后动脉。肩胛下动脉周围有肩胛下淋巴结，主要收集颈后部和背部的淋巴，其输入淋巴管注入中央淋巴结和尖淋巴结。肩胛下动脉分支旋肩胛动脉和胸背动脉，旋肩胛动脉穿三边孔至冈下窝，胸背动脉与胸背神经伴行入背阔肌。旋肱后动脉穿四边孔向后，在肱骨外科颈后方与旋肱前动脉吻合；旋肱前动脉较细小，绕过肱骨外科颈前方，与旋肱后动脉吻合。在解剖腋动脉分支时，要注意观察其发出部位、行程、分布等，腋动脉分支发出部位变异较多，如遇有异常时可讨论、鉴别。

③臂丛：观察臂丛的各束及由各束发出的分支。

A. 发自外侧束的神经：

a. 胸外侧神经。穿锁胸筋膜，分布于胸大肌，该神经已剖出。b. 肌皮神经。使臂外展，找出起自喙突的喙肱肌，该肌中段内侧可剖出一神经穿入，即是肌皮神经，继续向上修洁，找到位于腋动脉外侧的臂丛外侧束。c. 正中神经外侧根。为外侧束的另一大分支，沿腋动脉外侧下行，与来自内侧束的正中神经内侧根合并形成正中神经，二根之间夹持着腋动脉。

B. 发自内侧束的神经：

a. 胸内侧神经。穿胸小肌，支配胸大肌和胸小肌。b. 正中神经内侧根。斜过腋动脉前方，与外侧根合成正中神经，然后走行于腋动脉外侧，在臂部一般没有分支。c. 前臂内侧皮神经。可在腋动、静脉间寻找；至臂中份浅出后与贵要静脉伴行，分布于前臂内侧部前面和后面的皮肤。d. 尺神经。位于腋动、静脉之间，前臂内侧皮神经后方，在肱二头肌内侧沟伴行于肱动脉内侧至臂中部，继而穿臂内侧肌间隔至臂后区内侧，下行进入尺神经沟。e. 臂内侧皮神经。在腋静脉内侧下行，沿肱动脉和贵要静脉内侧下行至臂中份附近浅出，分布于臂内侧和臂前面的皮肤。该神经在腋窝内常与肋间臂神经有交通，前面已经探查。

C. 发自后束的神经

a. 腋神经。找出肱骨外科颈，其内侧即为四边孔，解剖四边孔内穿经的腋神经及与其伴行的旋肱后动脉。腋神经发肌支支配三角肌和小圆肌，皮支称为臂外侧上皮神经，分布于肩部和臂外侧区上部的皮肤。b. 桡神经。在腋动脉后方找出粗大的臂丛后束，可见其向外侧发出腋神经，另一大支在腋动脉后面行向外下，即桡神经，与肱深动脉伴行，沿桡神经沟绕肱骨中段后面旋行向外下。c. 胸背神经。胸背神经伴行胸背动脉，行于背阔肌外侧缘前面，进入并支配该肌。向上逆行解剖，可观察到胸背神经沿肩胛骨外侧缘伴肩胛下血管下行。肩胛下动脉沿肩胛下肌下缘向后下方走行，分为胸背动脉和旋肩胛动脉，旋肩胛动脉向后穿三边孔至冈下窝。由于肩胛下动脉周围有肩胛下淋巴结，所以乳腺癌根治术清除淋巴结时，注意不要损伤胸背神经。d. 肩胛下神经。清理腋窝后壁的肩胛下肌和大圆肌，通常可解剖出两支神经，肩胛下神经上支，分布于肩胛下肌；肩胛下神经下支通常支配大圆肌。

（7）观察腋窝的构成

1）腋窝的前壁：由胸大肌、胸小肌、锁骨下肌和锁胸筋膜构成。

2）腋窝的外侧壁：由喙肱肌和肱二头肌长、短头和肱骨结节间沟构成。

3）腋窝的后壁：由背阔肌、大圆肌、肩胛下肌和肩胛骨构成。后壁上有三边孔和四边孔。三边孔和四边孔有共同的上界和下界，上界为小圆肌和肩胛下肌，下界为大圆肌和背阔肌；肱三头肌长头为三边孔的外侧界、四边孔的内侧界；四边孔的外侧界为肱骨外科颈。三边孔内有旋肩胛血管通过，四边孔内有腋神经和旋肱后血管通过。

4）腋窝的内侧壁：由前锯肌、上 4 位肋骨及肋间肌构成。清理前锯肌，在其表面胸外侧动脉的后方进一步观察胸长神经，沿腋中线稍后方垂直下行。

5）腋窝的尖：是腋窝向上内通向颈根部的孔道，由锁骨中 1/3 段、第 1 肋外缘和肩胛骨上缘围成。有臂丛通过，锁骨下血管于第 1 肋外缘移行为腋血管。

6）腋窝的底：由皮肤、浅筋膜和腋筋膜构成。皮肤借纤维隔与腋筋膜相连，腋筋膜中央部因有皮神经、浅血管和浅淋巴管穿过而呈筛状，故又称筛状筋膜。

（8）总结腋淋巴结的分群：腋淋巴结位于腋窝疏松结缔组织内，沿血管排列，按位置分为 5 群。

1）胸肌淋巴结：位于胸小肌下缘处，沿胸外侧血管排列，引流腹前外侧壁、胸外侧壁以及乳房外侧部和中央部的淋巴，其输出淋巴管注入中央淋巴结和尖淋巴结。

2）外侧淋巴结：沿腋静脉远侧段排列，收纳除注入锁骨下淋巴结以外的上肢浅、深淋巴管，其输出淋巴管注入中央淋巴结、尖淋巴结和锁骨上淋巴结。

3）肩胛下淋巴结：沿肩胛下血管排列，引流颈后部和背部的淋巴，其输出淋巴管注入中央淋巴结和尖淋巴结。

4）中央淋巴结：位于腋窝中央的疏松结缔组织中，收纳上述 3 群淋巴结的输出淋巴管，其输出淋巴管注入尖淋巴结。

5）尖淋巴结：沿腋静脉近侧段排列，引流乳腺上部的淋巴，并收纳上述 4 群淋巴结和锁骨下淋巴结的输出淋巴管，其输出淋巴管合成锁骨下干，左侧注入胸导管，右侧注入右淋巴导管。少数输出淋巴管注入锁骨上淋巴结。

【解剖与临床】

1. 乳腺癌根治术　全球乳腺癌发病率自 20 世纪 70 年代末开始一直呈上升趋势。乳腺癌已经成为危害妇女健康的主要恶性肿瘤之一。根据国家癌症中心公布的数据，2014 年全国女性乳腺癌新发病例约 27.89 万例，占女性恶性肿瘤发病人数的 16.51%，位居女性恶性肿瘤发病第 1 位。

临床上，传统的乳腺癌根治切除术，又称霍尔斯特德（Halsted）术是切除整个乳房，包括肿瘤周围至少 5cm 的皮肤以及乳房周围的脂肪组织，同时切除胸大肌、胸小肌及其筋膜，连同腋窝和锁骨下所有脂肪组织和淋巴结。

（1）切口层次及范围：皮肤、浅筋膜、深筋膜、胸大肌、胸小肌及锁胸筋膜。手术切口设计方法较多，可采取纵行或横行梭形切口，手术范围上至锁骨，下至腹直肌上部，外至背阔肌前缘，内至胸骨旁线或前正中线。

（2）乳房的淋巴引流：乳房的淋巴主要注入腋淋巴结，引流方向有 3 个：①乳房外侧部和中央部的淋巴管注入胸肌淋巴结；②上部的淋巴管注入尖淋巴结和锁骨上淋巴结；③内侧部的淋巴管注入胸骨旁淋巴结。此外，乳房内侧部的浅淋巴管与对侧乳房淋巴管交通，内下部的淋巴管通过腹壁和膈下的淋巴管与肝的淋巴管交通。

（3）临床表现：①乳房肿块是乳腺癌患者的首发症状，乳腺的外上方是乳腺癌的多发部位。②乳头改变，包括内陷、抬高、偏斜、溢液等。③局部皮肤凹陷（"酒窝"征）及"橘皮样"改变。肿瘤侵及连于皮肤和乳腺小叶之间的乳房悬韧带[库珀（Cooper）韧带]时，使之收缩，致使局部皮肤凹陷，乳房皮内和皮下的淋巴管被癌细胞堵塞而引起局部淋巴水肿，由于皮肤在毛囊处与皮下组织的连接紧密，淋巴水肿时可见毛囊处出现很多点状凹陷，即形成"橘皮样"改变。④腋淋巴结肿大。⑤上肢淋巴水肿。

（4）手术过程：应注意保护腋腔内的血管、神经，尤其应注意胸长神经和胸背神经。

2. 腋窝径路臂丛神经阻滞　臂丛是由颈 5～8 脊神经前支及胸 1 脊神经前支的大部分构成，支配上肢肌的运动、接受绝大部分上肢的感觉。上述 5 根在前、中斜角肌之间合并成为上、中、下 3 干，在锁骨平面的上方，每干又分成前、后 2 股，共 6 股，下行至腋窝顶时，3 个后股组织成后束，下干的前股延伸为内侧束，上、中两干的前股合成外侧束，最后在腋窝中部围绕腋动脉，此后分出肌皮神经、正中神经、尺神经、桡神经、腋神经等。从解剖上看，臂丛神经在腋窝内聚集排列于腋动脉周围，故此处是一个比较理想的神经阻滞位置。

麻醉体位及方式：患者仰卧，患肢上臂外展 90°，前臂屈曲旋后，手掌放于头下。在胸大肌止点的下缘，触摸腋动脉的搏动，并向腋窝顶方向追踪到搏动的最高位置，即为穿刺点。用左手示指固定腋动脉，右手持 22G 注射针沿腋动脉上方刺入，穿过腋筋膜时常有阻力消失感或异感，并可见针头随腋动脉搏动而跳动表明针已进入腋鞘管，深度为 1～1.5cm，回抽无血，即可注入麻醉药。

此法麻醉范围较小，有时桡神经阻滞不全，仅适用于肘关节以下的手术。

【思考与练习】

1. 患者，女性，40 岁，已婚。因右侧乳房出现无疼痛肿块，并有迅速生长趋势前来就诊。外科检查：右侧乳房较左侧大，右侧乳房外上象限触摸到一鹅蛋大小肿块，高出皮肤，表面溃破、质硬，较固定，与周围组织粘连，分界不清。腋窝淋巴结肿大，约 3cm×3cm 大小，乳头凹陷，皮肤呈"橘皮样"外观。后经活组织检查确诊为乳腺癌。请问腋窝内肿大的淋巴结最有可能贴近（   ）

A. 肩胛下肌外侧缘　　　　　　　　B. 前锯肌后部
C. 腋静脉远侧段　　　　　　　　　D. 胸小肌下缘
E. 第 1 肋外侧缘

答案：D

2. 新生儿静脉输液是一项难度较大的技术操作，选用头皮静脉、四肢浅静脉输液，这些部位静脉细，保留时间短，易渗漏。腋静脉解剖位置浅表，且粗直、易固定，容易穿刺。下面关于腋静脉的说法错误的是（   ）

A. 位于腋动脉外侧　　　　　　　　B. 起始处为大圆肌下缘
C. 可接受头静脉和贵要静脉的汇入　D. 腋静脉外侧有尺神经和前臂内侧皮神经
E. 以胸小肌为标志可将腋静脉分为 3 段

答案：A

实验二　臂前区、肘前区和前臂前区的解剖

【学习目标】

（一）知识目标

1. 知道上肢大动脉和神经的体表投影。
2. 熟记上肢浅静脉的位置、走行及伴行的皮神经。
3. 知道上肢不同部位深筋膜的特点。
4. 记忆臂前区肌肉、血管、神经的配布规律。
5. 记忆肘前区的层次结构。
6. 记忆肘窝的境界及其内部结构的排列。
7. 记忆前臂前区肌肉（肌腱）、血管、神经的配布规律。
8. 知道前臂屈肌间隙的境界及其连通。

（二）能力目标

1. 能够找到头静脉、贵要静脉、肘正中静脉、前臂内侧皮神经、前臂外侧皮神经、肱二头肌（长头腱、短头腱）、肱二头肌肌腱、肱二头肌腱膜、喙肱肌、肱肌、前臂前群肌（9 块）、肱动脉、肱静脉、肱深动脉、尺侧上副动脉、尺侧下副动脉、桡动脉、尺动脉、骨间总动脉、骨间前动脉、正中神经、骨间前神经、尺神经、肌皮神经、桡神经（浅支、深支）等结构。

2. 能够描述臂前区、前臂前区的肌肉配布；重要血管、神经的走行；肘窝的境界和内容。

【实践操作】

（一）体位和切口

1. 体位　尸体仰卧位，上肢可适当外展。
2. 皮肤切口（图 7-1）
（1）臂前上中 1/3 交界处作横切口（图 7-1a）。
（2）肘前横切口（图 7-1b）。

（3）远侧腕横纹处横切口（图 7-1c）。

（4）前 3 个切口中点连线作纵切口（图 7-1d）。

皮肤向两侧翻开。

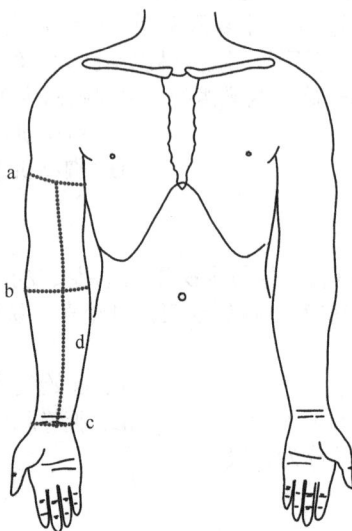

图 7-1　臂前区、肘前区和前臂前区的解剖皮肤切口

（二）解剖操作

1. 解剖浅层结构

（1）解剖上肢的浅静脉

1）头静脉：沿三角肌胸大肌间沟追踪解剖头静脉直至前臂远侧端。头静脉起自手背静脉网的桡侧，经过前臂桡侧上行，经肘窝外侧以及肱二头肌外侧沟上行，再经三角肌胸大肌间沟行至锁骨下窝，穿过锁胸筋膜注入腋静脉或锁骨下静脉。

2）贵要静脉：在肱二头肌内侧沟中下部浅筋膜内找到贵要静脉，追踪观察贵要静脉，其起自手背静脉网的尺侧，沿前臂尺侧上行，至肘窝转至前面，经肱二头肌内侧沟行至臂中点处穿深筋膜，注入肱静脉或伴肱静脉上行至腋窝注入腋静脉。

3）肘正中静脉：在肘前区的浅筋膜内寻找连接头静脉和贵要静脉的肘正中静脉。肘正中静脉位置表浅，变异多，一般由外下向内上斜行连接头静脉和贵要静脉，也可由前臂正中静脉上行至肘窝，呈"Y"形分别汇入头静脉和贵要静脉。肘正中静脉与深静脉之间有肘深静脉相连通，因而位置固定。肘正中静脉与深层结构之间有肱二头肌腱膜分隔，穿刺不易伤及深面的结构，为静脉穿刺常用部位。同时应注意观察解剖前臂中线附近的浅筋膜内时有无前臂正中静脉。

（2）解剖上肢的皮神经

1）前臂外侧皮神经：在肘部前面、肱二头肌肌腱外侧寻找自深筋膜内穿出的前臂外侧皮神经，追踪至前臂下部，其为肌皮神经的末支，由肱二头肌肌腱外侧穿深筋膜浅出后伴头静脉走行，分布至前臂外侧份的皮肤，注意观察其走行。

2）前臂内侧皮神经：在臂上部内侧，根据腋窝解剖出的臂丛追寻前臂内侧皮神经，向下追踪观察。前臂内侧皮神经由臂丛内侧束发出，在腋动、静脉之间下行至臂部，在臂内侧中、下 1/3 交界处穿出深筋膜伴随贵要静脉下行，分布至前臂内侧部皮肤。

2. 解剖深层结构

（1）解剖深筋膜：清除浅层的浅筋膜，保留剖出的浅静脉和皮神经，显露深筋膜。

1）臂筋膜。臂部的深筋膜称为臂筋膜，沿前正中线纵行切开臂筋膜。臂前区的深筋膜较薄，向上移行为三角肌筋膜、胸肌筋膜和腋筋膜；向下移行为肘前区筋膜。臂筋膜发出臂内、外侧肌间隔，伸入到臂肌前、后群之间，附着于肱骨，共同围成臂前骨筋膜鞘，包绕肱二头肌、喙肱肌和肱肌。在肱二头肌内侧沟，深筋膜包裹血管、神经形成血管神经束。

2）肘前区深筋膜。肘前区深筋膜与臂部和前臂的深筋膜相续，修洁和保留肱二头肌腱膜。肱二头肌腱膜由肱二头肌肌腱部分纤维向内下发散并融入前臂内侧的深筋膜所形成，贴附于前臂浅层，起自肱骨内上髁的诸肌表面，其深面有肱血管和正中神经通过，该腱膜与肱二头肌肌腱交接处，是触摸肱动脉搏动和测量血压的听诊部位。

3）前臂前区的深筋膜。纵行切开前臂深筋膜至腕前区上部。此区深筋膜薄而韧，上部贴附于肌肉表面，有肌纤维起自深筋膜，故不易分离；下部逐渐增厚，在腕前部形成厚而坚韧的扁带，称为屈肌支持带。前臂前区的深筋膜向深部发出肌间隔，介于前、后肌群之间，分别连于尺、桡骨，它与两骨和前臂骨间膜共同围成前臂前骨筋膜鞘。

4）去除臂前区和前臂前区的深筋膜，仅保留肱二头肌腱膜。

（2）观察臂肌前群3块肌

1）肱二头肌：向两侧翻开臂筋膜，修洁并观察肱二头肌。肱二头肌有二个头，长头以长的腱，起于肩胛骨的盂上结节，穿经肩关节囊，在结节间沟内下行；短头起自肩胛骨的喙突，二头在臂中部合成一肌，向下以肱二头肌腱止于桡骨粗隆。具有屈肘和屈肩关节的功能，在前臂旋前位置时还具有旋后的作用。

2）喙肱肌：剖查位于肱二头肌短头后内方的喙肱肌。喙肱肌和肱二头肌短头共同起自肩胛骨喙突，向下止于肱骨体中部的内侧，具有协助屈和内收肩关节的作用。清理穿经喙肱肌的肌皮神经，并将肱二头肌提起或翻向外侧，此时可适当前屈肘关节使肌肉松弛，观察该神经的行程和终末分布。

3）肱肌：观察肱二头肌深面的肱肌，其起自肱骨下部的前面，向下行跨肘关节前方，止于尺骨粗隆，具有屈肘的功能。

（3）解剖观察肱二头肌内、外侧沟及有关血管、神经

1）肱动脉：沿腋动脉向下清理，探查肱动脉的行程、毗邻和分支。肱动脉是腋动脉的直接延续，二者以大圆肌下缘为界，沿肱二头肌内侧下行至肘窝深部，相当于桡骨颈水平，分为桡动脉和尺动脉二大分支。肱动脉在臂部沿途发出肌支，还发出：①肱深动脉：在肱动脉起始处找出肱深动脉，其在大圆肌下缘处由肱动脉发出，伴桡神经下行，向外下进入臂后区的肱骨肌管。②尺侧上副动脉：约在喙肱肌止点平面找出尺侧上副动脉，其由臂中部肱动脉发出后，与尺神经伴行，向后穿臂内侧肌间隔进入臂后区，而后下行至肱骨内上髁处加入肘关节动脉网。③尺侧下副动脉：在肱骨内上髁上方约5cm处寻找尺侧下副动脉，其由肱动脉发出后，经肱肌前面行向内下方，也参加肘关节动脉网的构成。

2）肱静脉：在肘窝由桡静脉和尺静脉汇合形成，经肱二头肌内侧沟上行至大圆肌下缘处延续为腋静脉。通常有两条肱静脉伴行于肱动脉两侧，贵要静脉多在臂中点汇入内侧肱静脉。

3）相关神经：因该区域神经均由臂丛发出，故可自腋窝处开始，向下清理，并注意勿损伤与神经伴行的血管。

①正中神经：自臂丛的内、外侧束发出的正中神经内、外侧根合成处开始，此处在腋动脉外侧，向下进入肱二头肌内侧沟，初在肱动脉外侧，继而下行跨经肱动脉前方，最后至其内侧，伴行入肘窝。该神经在臂部没有分支。

②尺神经：起自臂丛内侧束，在腋窝处位于腋动、静脉间的后方，在臂上部位于肱动脉内侧，并与其伴行，在臂中部离开肱动脉，与尺侧上副动脉伴行，一起向后穿臂内侧肌间隔进入臂后区下行，经过肱骨内上髁后方的尺神经沟，该神经在臂部无分支。

③肌皮神经：肌皮神经发自臂丛外侧束，斜向外下穿喙肱肌，经肱二头肌和肱肌之间下行，分支支配喙肱肌、肱二头肌和肱肌。肌皮神经的终支为前臂外侧皮神经，在肘窝外上方、肱二头肌外侧沟下部穿出肱二头肌和肱肌之间，进入前臂外侧皮肤，行程中有头静脉伴行。

（4）辨别前臂浅层肌肉，自桡侧向尺侧依次解剖。

1）肱桡肌：起自肱骨外上髁的上方，向下止于桡骨茎突。作用：屈肘。

2）旋前圆肌肱头：起自肱骨内上髁和前臂深筋膜，尺头起自尺骨冠突（后面探查），二头合并

后斜向外下方，止于桡骨外侧面中部。作用：屈肘和使前臂旋前。

3）桡侧腕屈肌：起自肱骨内上髁和前臂深筋膜，止于第 2 掌骨底掌面。作用：屈肘、屈腕、腕外展。

4）掌长肌：起自肱骨内上髁和前臂深筋膜，肌腹小，以细长的腱过屈肌支持带浅面，止于掌腱膜，其肌腱在临床上可用于腱移植材料。作用：辅助屈腕，紧张掌腱膜。

5）尺侧腕屈肌：起自肱骨内上髁和前臂深筋膜，止于豌豆骨。作用：屈肘、屈腕、内收腕。

（5）沿肱二头肌肌腱切断肱二头肌腱膜，翻向内下，打开肘窝，观察肘窝的境界，并解剖肘窝内的结构。

肘窝：是肘前区略呈三角形的凹陷，尖指向远侧，底位于近侧。

境界：上界为肱骨内、外上髁的连线，下外侧界为肱桡肌，下内侧界为旋前圆肌，顶由浅入深依次为皮肤、浅筋膜、深筋膜和肱二头肌腱膜，底是肱肌、旋后肌和肘关节囊。

内容：肱二头肌肌腱是肘窝的中心标志性结构，可在体表清楚扪及，为标志、定位肘窝的结构。

肱二头肌肌腱尺侧：紧贴肱二头肌肌腱尺侧的为肱动脉和两条伴行静脉及桡、尺血管，血管的尺侧为正中神经。肱动脉在桡骨颈平面分为桡动脉和尺动脉。肱动脉分叉处可见肘深淋巴结。桡动脉越过肱二头肌腱前面斜向外下，至前臂桡侧肱桡肌深面；尺动脉行向内下，穿至旋前圆肌尺头深面，至前臂尺侧腕屈肌深面；正中神经越过尺血管前方，穿旋前圆肌两头之间，进入指浅屈肌深面。

肱二头肌肌腱桡侧：前臂外侧皮神经穿出肱二头肌肌腱和肱肌之间，继而穿深筋膜浅出。桡神经位于肱桡肌起始部与肱肌下部之间的肌间隙内，分离开肌肉可找出桡神经，向下追踪，在肱骨外上髁前方桡神经分为浅支和深支，桡神经浅支在肱桡肌深面进入前臂，桡神经深支穿肘窝底部的旋后肌至前臂后区，改称骨间后神经。

（6）自肘窝向下追踪正中神经，可见其穿入旋前圆肌肱头和尺头之间，切断位于正中神经浅面的旋前圆肌肱头（注意保护正中神经），将肌翻开，解剖观察正中神经支配旋前圆肌的肌支。

（7）检查指浅屈肌，此肌为前臂第 2 层肌肉。该肌起于肱骨内上髁及尺、桡骨前面的骨面上，向下行，在前臂远端即分为 4 个腱，经腕横韧带深面，穿腕管达掌心，肌腱分别进入第 2~5 指的屈肌腱鞘，每一个腱分为二脚，止于中节指骨体的两侧。作用：屈近侧指骨间关节、屈掌指关节、屈腕和屈肘。

（8）在腕部辨别肱桡肌、桡侧腕屈肌、掌长肌和尺侧腕屈肌的肌腱。在桡侧腕屈肌肌腱与掌长肌肌腱之间解剖出正中神经，向上追踪正中神经至指浅屈肌深面。将指浅屈肌与深面组织分离，连同桡侧腕屈肌和掌长肌一起翻向内侧，注意将正中神经留在深方。辨别指深屈肌和拇长屈肌（前臂的第 3 层肌，可通过屈伸手指来鉴别），然后分开二肌，在前臂远侧 1/4 最深层找到旋前方肌（第 4 层肌）。

拇长屈肌：起自桡骨上段前面和骨间膜掌侧，向下穿经腕管，止于拇指末节指骨底。作用：屈拇指指骨间关节，屈掌指关节。

指深屈肌：位于内侧半，起自尺骨的前面和前臂骨间膜，向下分成 4 条肌腱，经腕管入手掌，在指浅屈肌腱的深面分别进入第 2~5 指的屈肌腱鞘，在鞘内穿经指浅屈肌腱二脚之间，止于远节指骨底。作用：屈第 2~5 指的指骨间关节、掌指关节和屈腕。

旋前方肌：是方形的小肌，贴在桡、尺骨远端的前面，起自尺骨，止于桡骨。作用：使前臂旋前。

（9）检查正中神经在前臂的行程与分支。正中神经在肘窝向下穿旋前圆肌，行于指浅屈肌和指深屈肌之间，向下经腕管至掌心。其在前臂的分支有：①支配旋前圆肌、桡侧腕屈肌、指浅屈肌、掌长肌；②骨间前神经，沿骨间膜前面，与骨间前动脉同行于指深屈肌和拇长屈肌之间，分支支配拇长屈肌、旋前方肌和指深屈肌桡侧半。

（10）在前臂桡侧，向外侧翻起肱桡肌，解剖前臂桡侧的桡神经浅支和桡动脉。

1）桡动脉：在肘窝处发自肱动脉，在肱桡肌深面，经旋前圆肌止点的前面下行，继而在肱桡肌肌腱与桡侧腕屈肌肌腱之间下行，其下段仅被覆皮肤和筋膜，桡动脉在桡腕关节处绕向手背。主要分支：①桡侧返动脉。在桡动脉起始部发出，行向上外方，参与构成肘关节动脉网。②掌浅支。

在桡动脉未转至手背时发出，经鱼际肌表面至手掌。

2）桡神经浅支：为桡神经的皮支，其从桡神经主干分出后，一直位于肱桡肌深面伴桡动脉下行，后在前臂的中、下 1/3 交界处，从肱桡肌和桡侧腕长伸肌的肌腱肌腹交界处穿到皮下。桡神经浅支位于桡动脉外侧，二者在前臂走行的位置关系呈"X"形。

（11）在前臂尺侧，向内侧翻起尺侧腕屈肌，解剖前臂尺侧的尺神经和尺动脉。

1）尺动脉：是肱动脉终支之一，在前臂上部行于旋前圆肌尺头深面，中下部沿尺侧腕屈肌和指深屈肌之间下行，在桡腕关节处，行于豌豆骨的外侧至手掌。主要分支：①尺侧返动脉。在尺动脉起始部发出，行向内上方，参与构成肘关节动脉网。②骨间总动脉。在旋前圆肌深面由尺动脉发出，在骨间膜前面迅即分为骨间前动脉（贴在骨间膜前面伴骨间前神经下行）和骨间后动脉（穿前臂骨间膜至前臂后区，留待后面解剖）。③掌深支。在小鱼际处分出（留待后面解剖）。

2）尺神经：自肱骨内上髁下方经尺神经沟向前下穿过尺侧腕屈肌二头之间，然后在尺侧腕屈肌和指深屈肌之间下行，在前臂上部发出肌支支配尺侧腕屈肌和指深屈肌的尺侧半。其本干沿豌豆骨桡侧下行至小鱼际，在桡腕关节上方发出手背支，绕至手背尺侧。尺神经在尺动脉内侧与其伴行下降，二者在前臂走行的位置关系呈"Y"形。

（12）前臂屈肌后间隙：位于前臂前区远侧 1/4 段，指深屈肌和拇长屈肌肌腱深面，旋前方肌浅面，其内侧为尺侧腕屈肌和前臂深筋膜，外侧为桡侧腕屈肌和前臂深筋膜，远侧经腕管与掌中间隙相通。前臂远段或手掌间隙感染时，炎症可经此间隙互相蔓延。

【解剖与临床】

旋前圆肌综合征是正中神经穿过旋前圆肌或指浅屈肌起点时受压迫而出现的临床综合征。在旋前圆肌肥大或指浅屈肌腱弓增厚等情况下，可使正中神经在旋前圆肌平面受压诱发一些临床表现。

临床表现：①主要表现为前臂近端掌侧酸胀不适、疼痛，患肢前臂肌张力降低萎缩，旋前圆肌近端有压痛；②当肘关节伸直，前臂旋后可使症状加重；③鱼际萎缩、肌张力减退或瘫痪；④桡侧 3 个半手指麻木、感觉减退。

原因解释：①正中神经在前臂支配旋前圆肌、桡侧腕屈肌、掌长肌、指浅屈肌、旋前方肌和指深屈肌桡侧半，受到压迫、挤压会出现前两个症状；②在手掌正中神经发出返支配除拇收肌以外的鱼际肌，损伤表现出临床表现③；③正中神经的皮支主要支配掌心、鱼际、桡侧 3 个半手指的皮肤，损伤后相应区域会出现感觉障碍。

【思考与练习】

1. 一患者向医师描述：当旋转左手时，会产生左侧拇指的指背和虎口区麻木、腕背酸痛、腕部不能用力的症状。请问患者出现的症状可能累及哪条神经（　　　）

A. 尺神经手背支
B. 正中神经掌支
C. 桡神经浅支
D. 前臂内侧皮神经
E. 前臂外侧皮神经

答案：C

2. 患者，女，6 岁。高处坠下至上肢受伤，X 线检查为肱骨外上髁骨折。请问该患者可能伤及哪条神经（　　　）

A. 尺神经
B. 桡神经
C. 正中神经
D. 肌皮神经
E. 腋神经

答案：B

实验三　三角肌区、肩胛区、臂后区、肘后区和前臂后区的解剖

【学习目标】

（一）知识目标

1. 知道分布于三角肌区、臂后区、前臂后区的皮神经。

2. 熟记三边孔、四边孔、肱骨肌管的构成及穿过的结构。

3. 知道肩胛动脉网的构成。

4. 记忆桡神经的行程及其分支分布。

5. 记忆尺神经的行程及其分支分布。

6. 记忆前臂后区肌肉的配布及其神经支配。

7. 知道肘后三角、肘外侧三角的围成及其临床意义。

（二）能力目标

1. 能够找到肩胛冈、肩峰、肩胛切迹、肩胛骨下角、鹰嘴、尺骨头、臂外侧上皮神经、前臂后皮神经、尺神经手背支、桡神经浅支、斜方肌、背阔肌、三角肌、冈上肌、冈下肌、小圆肌、大圆肌、肱三头肌、前臂后群肌（10 块）、肩胛上神经、肩胛上动脉、旋肩胛动脉、旋肱后动脉、腋神经、肱深动脉、桡神经、尺神经、骨间后神经、骨间后动脉等结构。

2. 能够描述肩胛区、臂后区、前臂后区的肌肉配布；腋神经、尺神经、桡神经的走行、分支分布及损伤表现；三边孔、四边孔、肱骨肌管的构成及穿过的结构。

【实践操作】

（一）体位和切口

1. 体位　尸体取俯卧位，上肢可适当外展。

2. 皮肤切口（图 7-2）

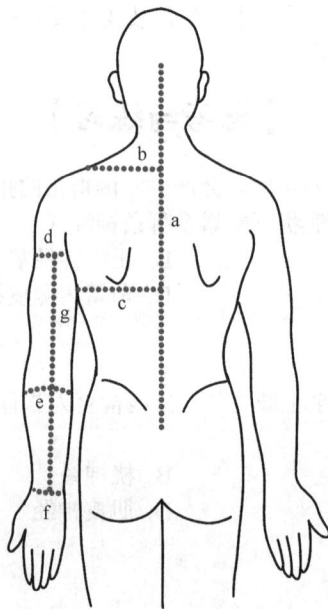

图 7-2　三角肌区、肩胛区、臂后区、肘后区、前臂后区的解剖皮肤切口

（1）后正中切口（图 7-2a）。

（2）隆椎棘突至肩峰横切口（图 7-2b）。

（3）经肩胛骨下角横切口（图 7-2c）。

（4）臂后区上部横切口（图 7-2d）。

（5）肘后横切口（图 7-2e）。

（6）腕后区尺骨头下方横切口（图 7-2f）。

（7）后 3 处横切口取中点作纵切口（图 7-2g）。

肩胛区皮肤向外侧翻开至三角肌外侧；上肢后区皮肤向两侧翻开。

（二）解剖操作步骤

1. 解剖浅层结构

（1）解剖三角肌区、上肢后区的皮神经

1）臂外侧上皮神经：为腋神经的皮支，在三角肌后缘中点下方解剖辨认，其分布于肩部和臂外侧区上部的皮肤。

2）臂后皮神经：来自桡神经，在腋窝发出，分布于臂后区中部的皮肤。

3）前臂后皮神经：来自桡神经，在肱骨肌管内发出，可在臂后中、下 1/3 交界处外侧部找出，下行分布至前臂后区。

4）臂外侧下皮神经：来自桡神经，在肱骨肌管内发出，通常在三角肌止点远侧浅出，分布于臂外侧区下部的皮肤（可在打开肱骨肌管后再确认）。

5）桡神经浅支：为皮支，是桡神经的两条终支之一，可在实验二的基础上继续解剖追踪。桡神经浅支从桡神经主干分出后，位于肱桡肌深面伴桡动脉外侧下行，在前臂的中、下 1/3 交界处离开桡动脉向后，从肱桡肌和桡侧腕长伸肌的肌腱肌腹交界处穿到皮下，继续下行至手背外侧，分布于手背桡侧半、桡侧两个半手指近节背面的皮肤。

6）尺神经手背支：为尺神经在桡腕关节上方发出，绕至手背尺侧，分布于手背尺侧半、小指背面、环指尺侧半背面及第 3、4 指相对侧近节的皮肤。

（2）解剖腕后区、前臂后区的浅静脉

1）头静脉：由手背静脉网的桡侧半和拇指的静脉汇集而成，经腕后区桡侧上行，后绕前臂外侧缘至前臂前区。

2）贵要静脉：由手背静脉网的尺侧半和小指的静脉汇集而成，经腕后区尺侧上行，后绕前臂内侧缘至前臂前区。

2. 解剖深层结构

（1）用手术刀仔细剥除肩胛区和三角肌区的浅筋膜、深筋膜，观察浅层的三角肌、斜方肌、背阔肌的纤维方向（此区不能观察到这 3 块肌的全貌）。

1）三角肌：位于肩部，呈三角形。起自锁骨的外侧段、肩峰和肩胛冈，肌束逐渐向外下方集中，止于肱骨三角肌粗隆。肱骨上端由于三角肌的覆盖，使肩关节呈圆隆形。作用：使肩关节外展，其前部肌纤维收缩可使肩关节前屈并略旋内；后部肌纤维收缩可使肩关节后伸并略旋外。

2）斜方肌：起自上项线、枕外隆凸、项韧带、第 7 颈椎及全部胸椎棘突，止于锁骨外 1/3、肩峰、肩胛冈。根据其肌纤维走向分成上、中、下 3 部分。作用：中部纤维拉肩胛骨向中线靠近脊柱，上部纤维提肩胛骨，下部纤维降肩胛骨；若肩胛骨固定，上部肌纤维也可牵拉枕外隆凸运动头，两侧一起收缩可使头后仰，一侧收缩可使头向同侧屈，脸转向对侧。该肌瘫痪时，产生"塌肩"。

3）背阔肌：全身最大的扁肌，位于胸背区下部和腰区浅层。起自下 6 个胸椎棘突、全部腰椎棘突、骶正中嵴、髂嵴后部，止于肱骨小结节嵴。作用：内收、旋内、后伸肩关节；上肢上举固定，可引体向上。

4）听诊三角：斜方肌的外下缘、肩胛骨脊柱缘、背阔肌上缘之间围成的一个三角形区域，临床称听诊三角。三角的底为脂肪组织、深筋膜和第 6 肋间隙，表面覆以皮肤和浅筋膜，是背部听诊呼吸音最清楚的部位。当肩胛骨向前、外移位时，该三角范围会扩大。

（2）沿肩胛冈由内下向外上切断斜方肌的附着点，将其翻向中线，上方可在皮肤切口水平横行切开该肌。清理辨认冈上肌、冈下肌、小圆肌、大圆肌、肱三头肌长头。

1）冈上肌：起自肩胛骨冈上窝，肌腱在喙肩韧带与肩关节囊之间通过，止于肱骨大结节上部。作用：与三角肌协同，使肩关节外展。

2）冈下肌：起自肩胛骨冈下窝，肌束向外经肩关节后面，止于肱骨大结节的中部。作用：使肩关节旋外。

3）小圆肌：起自肩胛骨外侧缘上 2/3 的背面，肌束斜向外上，跨过肩关节后方，止于肱骨大结节下部。作用：使肩关节旋外。

4）大圆肌：起于肩胛骨下角背面，肌束向外上方集中，止于肱骨小结节嵴。作用：肩关节内收、旋内、后伸，该肌的作用同背阔肌，所以被称为"背阔肌的小助手"。

5）肱三头肌：长头起自肩胛骨的盂下结节，外侧头起自肱骨桡神经沟的外上方骨面，内侧头起自桡神经沟内下方骨面，3 头合成一个肌腹，以扁腱止于尺骨鹰嘴。作用：伸肘关节，长头可协助后伸和内收肩关节。

（3）在冈上窝外侧，肩峰与锁骨夹角处切断冈上肌，从外侧向内侧翻起冈上肌，在其深面寻找肩胛上动脉和肩胛上神经，并观察肩胛切迹和肩胛上横韧带。在冈下窝将冈下肌垂直于肌纤维切开，向内、外侧翻起，继续剖查肩胛上血管和神经。

1）肩胛上动脉：为甲状颈干的分支，经肩胛上横韧带上方，达冈上窝。

2）肩胛上神经：起自臂丛锁骨上分支，向后走行，经肩胛上横韧带下方进入冈上窝，继而伴肩胛上动脉一起绕行肩胛冈外侧缘转入冈下窝，分布于冈上肌、冈下肌和肩关节。肩胛切迹处该神经最易损伤，损伤后表现出冈上肌和冈下肌无力、肩关节疼痛等症状。

（4）分离三角肌后缘，用手指将三角肌后缘提起，使其与深面结构分离，自肩胛冈和肩峰下方 1～2cm 处切断三角肌并翻向外侧。观察四边孔的境界，解剖穿经此孔的腋神经和旋肱后动、静脉。

1）四边孔：上界为小圆肌、肩胛骨外侧缘和肩胛下肌；下界为大圆肌和背阔肌；内侧界为肱三头肌长头；外侧界为肱骨外科颈。穿行结构有腋神经、旋肱后动脉和静脉。

2）旋肱后动脉：起自腋动脉第 3 段。

3）腋神经：自臂丛后束发出后，与旋肱后动脉伴行向后外，穿过腋窝后壁的四边孔，绕肱骨外科颈行于三角肌深面。沿途分支支配三角肌、小圆肌，其皮支为臂外侧上皮神经。

（5）观察三边孔的境界，解剖从中穿过的旋肩胛动脉和静脉。

1）三边孔：上界为小圆肌、肩胛骨外侧缘和肩胛下肌；下界为大圆肌和背阔肌；外侧界为肱三头肌长头。穿行结构为旋肩胛动、静脉。

2）旋肩胛动脉：起自肩胛下动脉。

3）肩胛动脉网：在肩胛骨的周围许多动脉吻合成网，其构成有：肩胛上动脉、肩胛背动脉和旋肩胛动脉。肩胛上动脉为甲状颈干的分支，经肩胛上横韧带的浅面达冈上窝；旋肩胛动脉为肩胛下动脉（起自腋动脉）的分支，经三边孔至冈下窝；肩胛背动脉（解剖脊柱区时观察）起自锁骨下动脉或甲状颈干，沿肩胛骨内侧缘下行，发支分布于冈下窝。当腋动脉血流受阻时，这些吻合使侧支循环成为可能，从而保证了上肢的血供。

（6）清除臂后区浅筋膜，显露深筋膜。沿臂后正中线纵行切开深筋膜向两侧剥离，并探查深入臂肌前、后群之间的内、外侧肌间隔；清理并观察肱三头肌；近腋窝处钝性分离肱三头肌长头和外侧头，在两头之间找出桡神经和肱深动脉，二者伴行，向外下进入肱骨肌管；将镊子深入肱骨肌管，沿镊子方向切断肱三头肌外侧头（注意保护桡神经），打开肱骨肌管；清理桡神经和肱深动、静脉，追踪走行并观察它们的分支。

1）肱骨肌管：也称桡神经管，由肱三头肌和肱骨的桡神经沟围成，为一个自内上向外下围绕肱骨中份后面的螺旋形管道，管内有桡神经及伴行肱深血管通过。该管有上、下两个口，上口由肱三头肌内、外侧头和肱骨围成，在大圆肌、背阔肌下缘的下方；下口位于肱骨中、下 1/3 交界处的外侧，在肱肌和肱桡肌所构成的沟的深处。

2）肱深动脉：在大圆肌腱稍下方起自肱动脉起始部后内侧壁，在肱骨肌管内发出前支桡侧副动脉和后支中副动脉，二者均参与肘关节动脉网的组成。

3）桡神经：在腋窝内起自臂丛后束，位于腋动脉的后方，然后与肱深动脉一同穿经肱骨肌管，沿桡神经沟绕肱骨中段背侧旋向外下，在肱骨外上髁上方（臂外侧中、下 1/3 交点）由后向前穿臂外侧肌间隔至肱肌与肱桡肌之间，在此分为浅、深两支。桡神经在腋窝分出肌支支配肱三头肌长头、外侧头和皮支臂后皮神经；在肱骨肌管内分支支配肱三头肌内侧头、臂外侧下皮神经、前臂后皮神经。

4）肘关节动脉网：由肱动脉、桡动脉及尺动脉的数条分支在肘关节周围吻合而成，其构成有：尺侧上副动脉、尺侧下副动脉、桡侧副动脉、中副动脉、桡侧返动脉、尺侧返动脉、骨间返动脉（来自骨间后动脉）。在肱深动脉发出点以下结扎肱动脉时，这些吻合可起到侧支循环的作用。

（7）在肱骨内上髁后方、鹰嘴内侧切开深筋膜，寻找尺神经，向上、下追踪并观察。尺神经发于臂丛内侧束，在臂上部与肱动脉伴行，至臂中点离开肱动脉向后下穿内侧肌间隔，至肱骨内上髁后方的尺神经沟（在沟中尺神经位置表浅，隔皮肤可触摸到），再向下穿经尺侧腕屈肌到前臂前区，在尺侧腕屈肌和指深屈肌之间下行，伴随尺侧腕屈肌。

（8）剥除前臂后区的浅筋膜，观察深筋膜和腕背侧的伸肌支持带。与前臂前区一样，前臂后区上部的深筋膜与肌肉结合紧密，下部的深筋膜与深部结构易于分离。腕背侧的深筋膜增厚形成伸肌支持带，对伸肌腱起到保护和约束的作用。

（9）保留伸肌支持带，去除其他部位的深筋膜，观察前臂后群浅层肌。注意伸和展拇指的 3 块深层肌从桡侧腕长伸肌和桡侧腕短伸肌与指伸肌之间穿出。前臂后群浅层肌自桡侧向尺侧依次为桡侧腕长伸肌、桡侧腕短伸肌、指伸肌、小指伸肌和尺侧腕伸肌，5 块肌均起自肱骨外上髁及附近的深筋膜。

1）桡侧腕长伸肌：止于第 2 掌骨底。作用：伸、外展腕关节。

2）桡侧腕短伸肌：止于第 3 掌骨底。作用：伸、外展腕关节。

3）指伸肌：止于第 2～5 指的中节和远节指骨底。作用：伸第 2～5 指、伸腕。

4）小指伸肌：止于小指的中节和远节指骨底。作用：伸小指。

5）尺侧腕伸肌：止于第 5 掌骨底。作用：伸、内收腕关节。

（10）清理指伸肌，将其从中点处横行切开，并向上、下翻起，显露深层肌并观察。深层肌由外上向内下排列依次为旋后肌、拇长展肌、拇短伸肌、拇长伸肌和示指伸肌。旋后肌起自肱骨外上髁和尺骨近侧端，其他四块肌均起自尺骨和桡骨及前臂骨间膜的背面。由于拇长展肌、拇短伸肌和拇长伸肌从深层浅出，从而将浅层肌又划分为两组，外侧组为桡侧腕长伸肌和桡侧腕短伸肌，还有前臂前群的肱桡肌，由桡神经支配；内侧组为指伸肌、小指伸肌和尺侧腕伸肌，由骨间后神经支配，两组肌间的缝隙，因无神经走行，是前臂后区手术的安全入路。

1）旋后肌：止于桡骨上部前面。作用：前臂旋后。

2）拇长展肌：止于第 1 掌骨底。作用：展拇指的腕掌关节。

3）拇短伸肌：止于拇指近节指骨底。作用：伸拇指。

4）拇长伸肌：止于拇指远节指骨底。作用：伸拇指。

5）示指伸肌：止于示指指背腱膜。作用：伸示指。

（11）在前臂后区浅、深两层肌肉之间解剖骨间后血管神经束。

骨间后动脉：骨间总动脉在旋前圆肌深面起自尺动脉，然后在前臂骨间膜前面分为骨间前动脉和骨间后动脉，骨间后动脉向后穿前臂骨间膜至前臂后区，在旋后肌下缘穿至前臂后区浅、深两层肌肉之间，分支营养邻近诸肌，并发出骨间返动脉参加肘关节动脉网。

骨间后神经：桡神经穿过臂外侧肌间隔后，先发肌支支配肱桡肌和桡侧腕长伸肌，随后在肘窝外侧、肱骨外上髁前方，桡神经分为浅支和深支。桡神经深支分支支配桡侧腕短伸肌和旋后肌，随后穿旋后肌至前臂后区，改称为骨间后神经，与骨间后动脉伴行，支配其他前臂后群肌。

【解剖与临床】

（1）肱骨外科颈骨折：肱骨外科颈为肱骨大、小结节移行为骨干的交界部位，此处骨密质薄，易骨折。内侧有臂丛神经和腋动脉经过，而且有腋神经和旋肱后血管形成的血管神经束绕过外科颈，穿过四边孔，因而肱骨外科颈骨折最易损伤腋神经和旋肱后动脉。

损伤后临床表现：①三角肌瘫痪、萎缩，可形成"方肩"畸形，臂不能外展；②三角肌区皮肤感觉障碍（臂外侧上皮神经损伤）。

原因解释：①腋神经肌支支配三角肌和小圆肌，损伤腋神经会引起三角肌瘫痪，臂不能外展；②腋神经的皮支为臂外侧上皮神经，由三角肌后缘中点穿出分布于三角肌区域的皮肤。

（2）肱骨干骨折：即肱骨中段骨折，在肱骨干后方有自内上斜向外下的桡神经沟，此沟与肱三头肌围成肱骨肌管（桡神经管），管内有桡神经和肱深血管通过。因桡神经与肱骨干后方的桡神经沟紧密相贴，所以肱骨干骨折最易引起桡神经损伤。

临床表现：①"垂腕"，前臂伸肌瘫痪，腕关节、掌指关节、指骨间关节不能伸；②前臂旋后障碍；③手背桡侧皮肤感觉减退或消失。

原因解释：①桡神经分支支配肱三头肌的分支起点较高，肱骨干骨折合并损伤桡神经时，一般不会引起肱三头肌瘫痪；②桡神经深支为肌支，支配前臂后群的10块肌肉；③桡神经浅支为皮支，主要分布于手背桡侧半皮肤及桡侧2个半手指近节的皮肤。

（3）肱骨内上髁骨折：是指肱骨下端内侧（肱骨内上髁）处发生的骨折。肱骨内上髁的后方有尺神经沟，沟内有尺神经经过，且与骨面紧密相贴，骨折时易引起尺神经损伤。

临床表现：①屈腕无力，第4、5指远节不能屈曲；②小鱼际萎缩，拇指不能内收，骨间肌萎缩，各指不能相互靠拢，各掌指关节过伸，出现"爪形手"；③手掌和手背尺侧缘皮肤感觉丧失。

原因解释：①尺神经在前臂发出分支支配尺侧腕屈肌和指深屈肌尺侧半；②尺神经深支为其在手部的肌支，支配小鱼际肌、拇收肌、骨间肌和第3、4蚓状肌；③尺神经浅支和手背支为皮支，分布于小鱼际、手背尺侧半和尺侧1个半手指的皮肤。

【思考与练习】

1. 患者，男性，38岁，农民工。2个月前在工地压伤左脚，住院10天回家养伤，使用腋杖行走。近日感觉右侧上肢抬举力量减弱，检查三角肌区皮肤感觉障碍。请问患者出现的症状可能累及哪条神经（   ）

A. 尺神经   B. 正中神经

C. 桡神经   D. 腋神经

E. 肌皮神经

答案： D

2. 患者，女性，33岁。40天前在家中打扫卫生时不慎被玻璃划伤手腕内侧，导致大量出血，被送至医院急救科紧急包扎止血，然后转至骨科，行手术接血管、肌腱、神经，术后腕关节石膏外固定，1个月后去除。患者主诉：腕关节屈曲无力、手指抓握无力，伴有感觉障碍。请问患者出现的症状可能累及哪条神经（   ）

A. 尺神经   B. 桡神经

C. 正中神经   D. 肌皮神经

E. 腋神经

答案： A

实验四　腕和手的解剖

【学习目标】

（一）知识目标

1. 知道腕桡侧管、腕尺侧管的构成和穿过的结构。

2. 熟记腕管的构成和穿过的结构。

3. 记忆正中神经和尺神经在手掌的分支分布。

4. 记忆掌浅弓和掌深弓的构成及分支。

5. 记忆手掌的层次。

6. 记忆手掌的骨筋膜鞘和筋膜间隙。

7. 记忆鼻烟窝的构成和意义。

8. 记忆手背的神经分布。

（二）能力目标

1. 能够找到豌豆骨、尺骨头、尺骨茎突、桡骨茎突、掌长肌腱、桡侧腕屈肌腱、尺侧腕屈肌腱、指浅屈肌腱、指伸屈肌腱、正中神经及其分支、尺神经及其分支、桡神经浅支、桡动脉、尺动脉、掌浅弓、掌深弓、鱼际肌4块、小鱼际肌3块、蚓状肌、骨间掌侧肌、鼻烟窝等结构。

2. 能够在标本上描述腕管的构成。

【实践操作】

（一）体位和切口

1. 体位　不作要求。

2. 皮肤切口

（1）前面：①自腕前区横切口中点至中指指端作一纵切口；②自腕前区横切口中点至拇指指端作一斜切口；③沿第2~5指根部作一横切口。将手掌、拇指和中指掌侧面皮肤翻开（图7-3A）。

（2）后面：①自腕背横切口正中至拇指甲根作一斜切口；②从腕背横切口中点至中指甲根作一纵切口；③沿掌指关节背侧作一横切口；④沿示、中、环指背面中线各作一纵切口。翻开手背和手指背面的皮肤（图7-3B）。

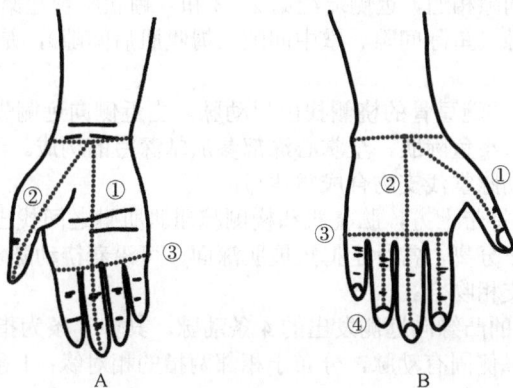

图7-3　腕和手的解剖皮肤切口

3. 剥皮　手掌皮肤较厚，皮下的浅筋膜组织很致密，浅筋膜内有很多纤维隔向外连于皮，向内紧连于掌腱膜，所以皮肤的移动性不大，剥离困难，须耐心把皮肤向两侧翻开。

（二）解剖操作步骤

1. 腕前区与手掌、手指掌面的解剖

（1）清除腕前区的浅筋膜，观察腕部深筋膜。腕前区深筋膜分为浅、深两层。浅层为前臂深筋膜向下的延续，称腕掌侧韧带，对前臂屈肌腱有固定、保护和支持作用；深层架在腕骨沟前方，增厚称为屈肌支持带，又称腕横韧带，桡侧附着于手舟骨和大多角骨，尺侧附着于豌豆骨和钩骨。腕掌侧韧带和屈肌支持带之间有掌长肌腱通过，在近豌豆骨处，二者之间形成腕尺侧管，内有尺动脉、尺静脉、尺神经通过。屈肌支持带桡侧分两层，分别附着于手舟骨和大多角骨，其间的间隙称为腕桡侧管，内有桡侧腕屈肌腱及其腱鞘通过。屈肌支持带与腕骨沟一起围成腕管，内有指浅屈肌腱、指深屈肌腱、拇长屈肌腱及各自的腱鞘和正中神经通过。

（2）清除手部浅筋膜，显示掌腱膜。掌腱膜：是掌长肌腱越过屈肌支持带浅面后，腱纤维散开并与手掌中部的深筋膜浅层融合形成的银白色纤维组织膜，被覆在鱼际（鱼际筋膜）和小鱼际（小鱼际筋膜）诸肌表面的较为薄弱，掌心部分因有掌长肌的腱纤维编在里面，所以特别坚厚，呈一尖向近侧的三角形，由浅面的纵行纤维和深面的横行纤维构成，尖端附着在腕横韧带上，底向远侧分为 4 束，至第 2～5 指，续于手指腱纤维鞘。近指蹼处有指的神经、血管及蚓状肌在束间出现。

（3）将掌腱膜在尖端附着处挑起切断，由近侧向远侧剥离。掌腱膜向深部发出 3 个纵行的肌间隔，分别附着于第 1 掌骨（掌外侧肌间隔）、第 3 掌骨（掌中隔）和第 5 掌骨（掌内侧肌间隔），在手掌构成了 3 个骨筋膜鞘，即鱼际鞘、小鱼际鞘和中间鞘。

1）鱼际鞘：又称外侧鞘，内有拇短展肌、拇短屈肌、拇对掌肌、拇长屈肌腱及其腱鞘，以及至拇指的血管、神经等。

2）小鱼际鞘：又称内侧鞘，内有小指展肌、小指短屈肌、小指对掌肌，以及至小指的血管、神经等。

3）中间鞘：又称掌中间鞘，前面为掌腱膜，外侧为掌外侧肌间隔，内侧为掌内侧肌间隔，后面为骨间掌侧筋膜及拇收肌筋膜，内有指浅屈肌腱、指深屈肌腱、蚓状肌、屈肌总腱鞘、掌浅弓及其分支、指掌侧总神经等。掌中间鞘内由掌中隔分为两个肌间隙，外侧的鱼际间隙和内侧的掌中间隙。此外，此鞘后方外侧半还有拇收肌鞘，拇收肌后方为拇收肌后间隙。

4）鱼际间隙：位于掌中间鞘的桡侧半深方，前界为掌中隔前部、示指屈肌腱和第 1 蚓状肌，后界为拇收肌筋膜，外侧界为外侧肌间隔，内侧界为掌中隔后部。其近侧端为盲端，远侧经第 1 蚓状肌管与示指背相通。

5）掌中间隙：位于掌中间鞘尺侧半的深部。内侧界为掌内侧肌间隔，外侧界为掌中隔，前界为第 3～5 指屈肌腱和第 2～4 蚓状肌，后界为骨间掌侧筋膜。掌中间隙的近端位于屈肌总腱鞘的深面，经腕管与前臂屈肌后间隙相通，远侧端经第 2、3 和 4 蚓状肌管达第 2～4 指蹼间隙，并经此处通指背。手部 3 个掌深间隙（鱼际间隙、掌中间隙、拇收肌后间隙），是临床潜在的感染间隙。

（4）解剖掌浅弓

1）先从腕横韧带上缘、豌豆骨的桡侧找出尺动脉。由近侧向远侧先清理尺动脉，在腕尺侧管内尺动脉发出掌深支，穿入小鱼际肌，至掌心深部参加掌深弓的构成。继续清理尺动脉浅支末端，可见其转向桡侧，常与桡动脉掌浅支吻合成掌浅弓。

2）在腕外侧、屈肌支持带上方，肱桡肌和桡侧腕屈肌肌腱之间找出桡动脉，找出其在转向手背之前发出的掌浅支，向下分离，常行于拇短展肌深面，可沿着桡动脉掌浅支行径切断拇短展肌，验证其是否与尺动脉掌浅支相吻合。

3）解剖观察由掌浅弓的凸缘向远侧发出的 4 条动脉，其中 3 条为指掌侧总动脉，行于第 2～4 指蹼处，各自再分 2 条指掌侧固有动脉，分布于相邻两指的相对缘；1 条小指尺掌侧动脉，行向小指的尺侧缘。

（5）解剖尺神经：在豌豆骨外侧与尺动脉之间找出尺神经，它在豌豆骨的远侧分为浅、深 2 支，深支与尺动脉的掌深支一并穿入手掌深部，分布于手掌深部诸肌；浅支行于尺动脉尺侧，发出分支至掌短肌，并在该肌深面分为指掌侧总神经和指掌侧固有神经，分布于小鱼际、小指和环指尺侧半掌面的皮肤。

（6）解剖正中神经

1）在掌长肌腱与桡侧腕屈肌腱之间找出粗大的正中神经本干，见其经腕管入手掌，在屈肌支持带下缘与鱼际内侧缘的交界点向远侧剥离，观察其分支，与掌浅弓同位于掌腱膜深面、屈肌腱浅面。

2）正中神经返支由第 1 指掌侧总神经在屈肌支持带下缘处发出，沿鱼际内侧缘走行，近中点转向外分布于鱼际诸肌（外科上示该条神经所在区为手术的禁区，因在该区进行手术切开易损伤该神经，而致肌肉功能的丧失）。

3）指掌侧总神经共 3 支，在指蹼处再分为指掌侧固有神经，分布于桡侧 3 个半手指掌侧面及背侧面中、远节的皮肤。注意尺神经与正中神经间或有交通。

（7）解剖鱼际肌和小鱼际肌：鱼际肌浅层为拇短展肌和拇短屈肌，在拇短屈肌中点作横切并翻起肌肉，显示深层的拇对掌肌、拇收肌；同样清理并切断小指展肌以及小指短屈肌，显示其深层的小指对掌肌。

（8）解剖腕管：正中纵行切开屈肌支持带，拉起轻轻向两侧剥离，然后切除，分清并查看通过腕管进入手掌的诸结构，有拇长屈肌腱及其腱鞘，以及指浅、深屈肌腱及屈肌总腱鞘，在两鞘间有正中神经通行。思考一下腕横韧带和腱鞘在腕部出现的意义。

（9）切断掌浅弓尺侧端，在腕管近侧切断指浅、深屈肌腱及正中神经，翻向远侧，顺便清理观察一下起于指深屈肌腱的蚓状肌（共 4 块，经第 2～5 指掌指关节桡侧绕至指背，终止于第 2～5 指的指背腱膜，作用是屈掌指关节、伸指骨间关节。第 1、2 蚓状肌为正中神经支配，第 3、4 蚓状肌为尺神经支配），将屈肌腱及正中神经拉向桡侧以清理暴露深层的结构。

（10）解剖尺神经深支和尺动脉的掌深支：沿神经和血管的方向切断小鱼际肌，追踪至掌心深部。

1）掌深弓：由尺动脉的掌深支与桡动脉的末端吻合形成，桡动脉由后向前穿经第 1 掌骨间隙进入掌心深面。掌深弓向远侧发出 3 条掌心动脉，在掌指关节附近汇入指掌侧总动脉。

2）尺神经深支：沿途分支分布于小鱼际诸肌、骨间掌侧肌（3 块）、骨间背侧肌（4 块）、拇收肌和第 3、4 蚓状肌等。尺神经深支与掌深弓位于骨间掌侧筋膜与骨间掌侧肌之间。

（11）解剖手指腹侧

1）切开皮肤翻向两侧，从指蹼向远侧清理出指掌侧固有动脉与指掌侧固有神经，观察它们的位置关系及其分布情况。

2）观察由深筋膜衍化而成的指屈肌腱鞘的纤维层（腱纤维鞘），纤维呈环状和交叉状，紧缠在腱滑膜鞘的外面，附着于指骨的侧缘，屈指时可固定肌腱于原位。纵行切开腱纤维鞘和腱滑膜鞘的壁层，查看指浅屈肌腱在远侧分成两个脚附着于中节指骨体两侧，而指深屈肌腱则穿出指浅屈肌腱两脚之间，继续向远侧附着于远节指骨底。此时把指屈肌腱拉起，可在腱深面见到腱系膜，连于腱与指骨之间，是腱滑膜鞘脏层和壁层的反折部分，神经、血管自此进入以营养肌腱。

2. 腕后区与手掌、手指背面的解剖

（1）解剖浅层结构

1）解剖手背静脉网：在第 1 掌骨间隙处合成头静脉，在第 4 掌骨间隙处汇合成贵要静脉。

2）解剖桡神经浅支：在手背近侧端解剖出桡神经浅支。

3）解剖尺神经手背支：在手背尺侧解剖出尺神经手背支。

（2）剥除腕后区和手背表面的浅筋膜，观察深筋膜

1）伸肌支持带又称腕背侧韧带，由局部深筋膜增厚形成。内侧附于尺骨茎突和三角骨，外侧附于桡骨下端外侧缘。

2）伸肌支持带向深面发出 5 个纤维隔，附于尺骨和桡骨背面，形成 6 个骨纤维管道，从桡侧向尺侧依次穿过：①拇长展肌腱和拇短伸肌腱及其腱鞘；②桡侧腕长伸肌腱和桡侧腕短伸肌腱及其腱鞘；③拇长伸肌腱及其腱鞘；④指伸肌腱和示指伸肌腱及其腱鞘；⑤小指伸肌腱及其腱鞘；⑥尺侧腕伸肌腱及其腱鞘。

（3）观察鼻烟窝，解剖桡动脉：鼻烟窝桡侧界为拇长展肌腱和拇短伸肌腱，内侧界为拇长伸肌腱，近侧界为桡骨茎突，窝底为手舟骨和大多角骨。窝内有桡动脉、桡静脉通过，活体可触及桡动脉搏动。在腕前找出桡动脉，追踪它绕过桡骨茎突外侧进入鼻烟窝，然后穿第1掌骨间隙入掌心深面参与构成掌深弓，并在第1掌骨间隙分出拇主要动脉，分布于拇指两侧缘和示指桡侧缘。

（4）观察手背的伸肌腱和指背腱膜。

【解剖与临床】

腕管综合征是最常见的周围神经卡压性疾病，也是手外科医师最常进行手术治疗的疾病。腕管综合征发生的原因，是腕管内压力增高导致正中神经受卡压。腕管，是一个由腕骨和屈肌支持带组成的骨纤维管道。前者构成腕管的桡、尺及背侧壁，后者构成掌侧壁。屈肌支持带横跨于尺侧的钩骨、豌豆骨和桡侧的手舟骨、大多角骨之间。正中神经和拇长屈肌腱及其腱鞘，以及指浅屈肌、指深屈肌腱及屈肌总腱鞘由腕管内通过。尽管腕管两端是开放的入口和出口，但其内组织液压力却是稳定的，无论是腕管内的内容物增加，还是腕管容积减小，都可导致腕管内压力增高。最常见的导致腕管内压力增高的原因，是特发性腕管内腱周滑膜增生和纤维化。有时也可见到其他一些少见病因，如类风湿等滑膜炎症、创伤或退行性变导致腕管内骨性结构异常卡压神经；腕管内软组织肿物，如腱鞘囊肿等。有研究认为过度使用手指，尤其是重复性的活动，如长时间用鼠标或打字等，可造成腕管综合征，但这种观点仍存在争议。

临床表现：常见症状包括正中神经支配区（拇指、示指、中指和环指桡侧半）感觉异常和（或）麻木。夜间手指麻木很多时候是腕管综合征的首发症状，许多患者均有夜间手指麻醒的经历。很多患者手指麻木的不适可通过改变上肢的姿势或甩手而得到一定程度的缓解。患者在白天从事某些活动也会引起手指麻木的加重，如做针线活、驾车、长时间手持电话或长时间手持书本阅读。随着病情加重，患者可出现明确的手指感觉减退或散失，以及拇短展肌和拇对掌肌萎缩或力弱。患者可出现鱼际肌萎缩、拇指不灵活、与其他手指对捏的力量下降，甚至不能完成对捏动作。

【思考与练习】

1. 患者，男性，20岁。患者和朋友一起练"铁砂掌"，用力劈砖头后，右手外伤，肿胀疼痛2h。X线摄影辅助检查：第5掌骨骨折。请问患者疼痛的传入神经是（　　）

A. 尺神经
B. 桡神经
C. 前臂内侧皮神经
D. 正中神经
E. 肌皮神经

答案：A

2. 患者，女性，36岁。约1h前骑电动车与另外一辆电动三轮车发生碰撞，摔倒在地，右手受伤，当时感疼痛，来院就诊。X线摄影辅助检查：右手拇指近节指骨底骨折。请问展拇指的肌分别由什么神经支配（　　）

A. 拇长展肌由桡神经支配，拇短展肌由尺神经支配
B. 拇长展肌由尺神经支配，拇短展肌由正中神经支配
C. 拇长展肌由正中神经支配，拇短展肌由尺神经支配
D. 拇长展肌由正中神经支配，拇短展肌由桡神经支配
E. 拇长展肌由桡神经支配，拇短展肌由正中神经支配

答案：E

第八章 下 肢

下肢（lower limb）位于身体的最下部，除具有行走和运动的功能外，还可使身体直立和支持体重。因此下肢的骨骼比上肢更加粗壮，骨连结也较上肢更加复杂，稳固性大于灵活性，下肢的肌肉也较上肢更加发达。下肢的解剖操作，主要需要辨认下肢各部位重要的肌肉、血管和神经，理解局部形成的重要结构，分析血管、神经损伤后对机体功能的影响。

一、体 表 标 志

在尸体上确认下列体表标志：髂前上棘、髂结节、股骨大转子、耻骨结节、耻骨联合上缘、腹股沟韧带、髌骨、髌韧带、股骨内侧髁、股骨外侧髁、胫骨内侧髁、胫骨外侧髁、股骨内上髁、股骨外上髁、收肌结节、胫骨粗隆、腓骨头、腓骨颈、内踝和外踝。

二、境界和分区

下肢与躯干相连，前方以腹股沟与腹部分界，后方以髂嵴与脊柱区分界，上端内侧为会阴部。

下肢可分为臀部、股部、膝部、小腿部、踝部和足部。除臀部外，其余各部又可分为若干区。股部按其骨筋膜鞘的位置又可分为股前区、股内侧区和股后区；小腿部可分为小腿前区、外侧区和后区；股部与小腿连接处称膝部，其背侧的间隙称腘窝；足部可分为足底和足背。

实验一 股前内侧区的解剖

【学习目标】

（一）知识目标

1. 熟记髂前上棘、髂后上棘、股骨大转子、收肌结节、髌骨、胫骨粗隆、腓骨头等体表标志。

2. 熟记股动脉的体表投影。

3. 知道股外侧皮神经、股神经前皮支和内侧皮支等股前内侧区的皮神经。

4. 熟记大隐静脉的起止、行程、瓣膜、交通关系、属支（类型及其临床意义）。

5. 记忆阔筋膜及其构成的髂胫束和隐静脉裂孔的形态结构特点。

6. 知道腹股沟浅淋巴结的分群。

7. 知道股前及股内侧筋膜鞘的构成及肌肉的排列关系。

8. 记忆大腿中份的断面解剖。

9. 熟记股三角的境界、位置、构成及其内容的毗邻；肌腔隙与血管腔隙；股鞘与股管；收肌管的构成及内容。

10. 记忆股三角的交通关系。

（二）能力目标

1. 能够找到股外侧皮神经、大隐静脉、股神经及其分支、股动脉及其分支、股静脉、缝匠肌、股四头肌、大腿内侧肌群、闭孔动脉等结构。

2. 能够理解股前内侧区的局部结构（如股三角、收肌管、肌腔隙、血管腔隙），重点加强理解大隐静脉的行程、属支和收集范围；股三角的境界和内容物；收肌管的边界和通过的结构。

【实践操作】

（一）体位和切口

1. 体位 尸体取仰卧位。

2. 皮肤切口

（1）从髂前上棘至耻骨结节作一斜行皮肤切口（图 8-1a）。

（2）在髌骨上方作一横行的切口（图 8-1b）。

（3）在胫骨粗隆水平作一横行切口（图 8-1c）。

（4）由以上 3 切口中点连线作一纵切口（图 8-1d）。

将皮肤向两侧翻起。以上各切口均应浅切，翻皮时也不宜过深，避免切断浅层的血管和皮神经。

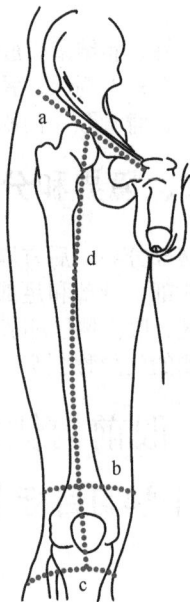

图 8-1 股前内侧区的解剖皮肤切口

（二）解剖操作

1. 解剖浅层结构

（1）解剖大隐静脉和隐神经

1）沿上述切口切开皮肤后，在股骨内侧髁后缘（髌骨后方四横指的位置）处浅筋膜内找到大隐静脉及其伴行的隐神经。隐神经是股神经发出的皮支，在股三角内伴行于股动脉外侧，下行入收肌管，在收肌管下端穿大收肌腱板，行于缝匠肌和股薄肌之间，在膝关节内侧穿深筋膜，伴大隐静脉走行，分布于髌骨下方、小腿内侧和足内侧缘的皮肤。隐神经留待后续追踪确认其具体行程及分支分布范围。

2）在浅筋膜内向上追踪大隐静脉，直至耻骨结节下外方约 3cm 处，该静脉穿过股部深筋膜的卵圆窝（又称隐静脉裂孔）注入股静脉，隐静脉裂孔表面覆盖的一层疏松结缔组织称筛筋膜，观察大隐静脉穿过筛筋膜的情况。大隐静脉有 9～10 对静脉瓣，可保证血液向心回流。

3）用镊子将大隐静脉近侧端稍提起，用刀柄将隐静脉裂孔下外侧缘的轮廓划清，清楚地显示出隐静脉裂孔的边缘，在附近分别解剖出汇入大隐静脉的 5 条属支，包括旋髂浅静脉、腹壁浅静脉、阴部外静脉、股内侧浅静脉和股外侧浅静脉。这些属支汇入大隐静脉的形式多样，主要根据其收集血流的范围确定其名称。

（2）观察腹股沟浅淋巴结：腹股沟浅淋巴结分布在腹股沟韧带稍下方，分成上、下两组。上组有 2～6 个淋巴结，斜行排列于腹股沟韧带下方，主要引流腹前外侧壁下部、会阴、外生殖器、臀部、肛管和子宫的淋巴；下组有 2～7 个淋巴结，沿大隐静脉末段纵行排列，主要引流下肢、会阴和外生殖器的浅层结构淋巴。腹股沟浅淋巴结是下肢的防御站，下肢有炎症、肿瘤等疾病，常可导致该部位淋巴结肿大。标本上解剖观察后可除去。

（3）解剖皮神经：在浅筋膜内可找到下列皮神经。

1）股外侧皮神经：其来自腰丛，从腰大肌外侧缘穿出后，向前外侧走行，经过腹股沟韧带深面进入股部，在髂前上棘下方 5～10cm，该神经穿出深筋膜分布于大腿前外侧部的皮肤。标本上可在髂前上棘下方 5~10cm 处穿出深筋膜的部位寻找到该神经。

2）股神经前皮支和内侧皮支：发自股神经，分布至股前内侧区的皮肤，于大腿中、下部沿缝匠肌表面穿出深筋膜处寻找。

3）闭孔神经皮支：发自闭孔神经，多数穿股薄肌或长收肌，分布于股内侧中、上部的皮肤，可在缝匠肌中点内侧 3 横指处，大腿上部内侧闭孔神经穿出阔筋膜处寻找其发出的皮支。

2. 解剖深层结构

（1）解剖深筋膜：该部的深筋膜坚韧、致密，又称阔筋膜。保留浅血管和皮神经，去除浅筋膜，仔细观察阔筋膜，可见其外侧与内侧厚薄不一。阔筋膜于股外侧部增厚，形成髂胫束，起自髂嵴，止于胫骨外侧髁。髂胫束是臀大肌下份的附着部位，阔筋膜张肌包于髂胫束上份两层之间。在腹股沟韧带中点向下纵行切开阔筋膜，用刀柄将阔筋膜与深层组织分离，翻向两侧，注意勿损伤深面的结构。

（2）解剖大腿前群肌：仔细去除股前部的阔筋膜，并修洁缝匠肌和股四头肌。

1）缝匠肌：是全身最长的肌，呈扁带状。起自髂前上棘，经大腿前面斜向下内，止于胫骨上端的内侧面。主要起屈髋和屈膝关节的功能，并可使已屈的膝关节旋内。

2）股四头肌：是全身最大的肌，有 4 个头，即股直肌、股内侧肌、股外侧肌和股中间肌。股直肌起自髂前下棘；股内侧肌和股外侧肌分别起自股骨粗线内、外侧唇；股中间肌起自股骨体前面。观察股四头肌四个头的位置及肌纤维方向。观察股四头肌肌腱止于髌骨并跨过髌骨后形成髌韧带附着于胫骨粗隆。理解股四头肌具有屈髋和伸膝的功能。

（3）解剖股三角及其内容

1）观察股三角的位置、境界、内容物：股三角位于股前内侧区上 1/3 部，呈一底向上、尖向下的倒三角形，向下与收肌管相续。其上界为腹股沟韧带，外下界为缝匠肌内侧缘，前壁为阔筋膜，后壁自外侧向内侧依次为髂腰肌、耻骨肌和长收肌及其筋膜。股三角内的结构由外侧向内侧依次为：股神经、股鞘及其包含的股动脉、股静脉、股管及腹股沟深淋巴结和脂肪组织等。注意股鞘为包绕股血管的漏斗形薄层筋膜鞘，由腹横筋膜及髂筋膜向下延续包绕股动脉、股静脉的上段。由两个纵行的纤维隔将股鞘分为 3 个腔，外侧容纳股动脉，中间容纳股静脉，内侧形成股管，内有腹股沟深淋巴结和脂肪。

2）股动脉及其分支：股动脉是髂外动脉自腹股沟韧带中点后面向下的延续，在股三角内行向股三角尖，继而经收肌管下行，穿收肌腱裂孔至腘窝，移行为腘动脉。在髂前上棘至耻骨联合上缘连线的中点（即腹股沟中点），腹股沟韧带的下方，可以找到股动脉，活体上此处可以摸到股动脉的搏动。清理股动脉并向下追踪，解剖出它的分支。股动脉的最大分支为股深动脉，它常起自股动脉主干后外侧，距腹股沟韧带 3～5cm。股深动脉开始先行于耻骨肌表面，以后潜入长收肌深面、大收肌表面。股深动脉在股三角内有两个主要分支，即旋股外侧动脉和旋股内侧动脉。一般情况下，旋股外侧动脉从股深动脉外侧发出，走在缝匠肌、股直肌深面，分升、横、降 3 支。旋股内侧动脉位于股深动脉内侧，从髂腰肌和耻骨肌的夹缝中穿向深面。旋股内、外侧动脉有时可直接发自股动脉。股深动脉主干潜入长收肌深面，沿途发出 3～4 支穿动脉，穿过短收肌与大收肌至大腿后部与腘动脉分支吻合。股动脉在股三角远侧端，潜入缝匠肌的深面，进入收肌管。

3）股静脉及腹股沟深淋巴结：股静脉为腘静脉的延续，起自收肌腱裂孔，向上与股动脉伴行，股静脉开始位于股动脉后方，逐渐转至股动脉的内侧，继续上行穿过血管腔隙移行为髂外静脉。股静脉除了收集股部深静脉外，还要收集大隐静脉的血液。在股静脉上部周围和股管内，可以寻找 3～4 个腹股沟深淋巴结，主要收纳大腿深部结构和会阴部的淋巴，并收纳腘深淋巴结和腹股沟浅淋巴结的输出淋巴管，其输出淋巴管注入髂外淋巴结。

4）股管：在股静脉的内侧，为一漏斗状潜在性的间隙，被淋巴结和脂肪组织填充。观察并探查股管各个壁的组成，其前壁为腹股沟韧带、腹横筋膜、隐静脉裂孔镰状缘的上端和筛筋膜；后壁为髂腰筋膜、耻骨梳韧带、耻骨肌及其筋膜；内侧壁为腔隙韧带及股鞘内侧壁；外侧壁为股静脉内侧的纤维隔。股管长约 1.5cm，上口称股环，下口为盲端，对着卵圆窝的内上份，用小指顺着股静脉内侧向上探，可通向股环。清理股三角内的血管：股动脉原先位于股静脉外侧，至股三角尖走向股静脉前方。在清理股深静脉时，注意勿损伤股深动脉分支。

5）股神经：起于腰丛，经肌腔隙内侧部进入股三角，发出肌支支配缝匠肌、股四头肌和耻骨肌；发关节支至髋关节和膝关节；发前皮支和内侧皮支到达股前内侧区的皮肤。在腹股沟韧带以下、股动脉的外侧，切开髂腰筋膜即可暴露股神经及其深面的髂腰肌，可见股神经分成许多细支，形如马尾，分支支配耻骨肌、缝匠肌、股四头肌及股前内侧区皮肤。在股神经的分支中，有一支特别长，与股动脉伴行进入收肌管叫隐神经，注意追踪观察。

（4）解剖收肌管及其内容

1）收肌管：又称亨特（Hunter）管，位于股中 1/3 段前内侧、缝匠肌深面及大收肌和股内侧肌之间。前壁为张于股内侧肌与大收肌间的收肌腱板及其浅面的缝匠肌，外侧壁为股内侧肌，后壁为长收肌和大收肌。上口与股三角尖相通，下口为收肌腱裂孔，通腘窝上角。清理缝匠肌，将其中份切断，向上、下翻起，如有皮神经穿过此肌，可切断。观察位于缝匠肌下段深面的致密结缔组织——腱板，它架于股内侧肌与长收肌、大收肌之间。观察收肌管各个壁的组成情况。

2）用镊子分离管内结构，注意观察股动、静脉与神经的关系。隐神经在收肌管内发出髌下支分布于膝部内侧皮肤。股动脉在收肌管内发出一支膝降动脉（或膝最上动脉），它与髌下支伴行，共同从股薄肌与缝匠肌肌腱之间穿出，分布于膝内侧皮肤。股动脉至收肌管内逐渐跨过股静脉到达其前内侧，两者共同通过大收肌下份的收肌腱裂孔至腘窝。隐神经向下与大隐静脉伴行，走行在小腿内侧。

（5）解剖股内侧肌群及闭孔神经

1）股内侧肌群：共 5 块，分别为耻骨肌、长收肌、股薄肌、短收肌和大收肌。分层排列，均起自耻骨支、坐骨支和坐骨结节等前面，除股薄肌止于胫骨上端内侧面外，其他各肌都止于股骨粗线等。根据内收肌群的深浅位置进行解剖，先分离内侧的股薄肌，再清理长收肌和耻骨肌。在长收肌起点下 3cm 处切断该肌，向下翻即露出深部肌肉。长收肌深面即为短收肌。最深面的为大收肌，清理此肌，该肌下部有一腱性裂孔叫收肌腱裂孔，股动、静脉由此裂孔进入腘窝，改名为腘动脉、腘静脉。

2）闭孔神经：发自腰丛，与闭孔血管伴行穿闭膜管出盆腔，分为前、后两支，分别在短收肌的浅面和深面走行，分布于股内侧群肌。闭孔神经发出的肌支主要支配闭孔外肌、长收肌、短收肌、大收肌和股薄肌，也可到耻骨肌；皮支主要分布于大腿内侧部皮肤。注意在短收肌前、后寻找闭孔神经的分支，并追踪观察其分支分布。

【解剖与临床】

1. 大隐静脉曲张的手术治疗　大隐静脉曲张是血管外科较为常见的一种疾病，主要与长期直立工作或慢性腹压增高有关。目前治疗方法有高位结扎术和大隐静脉剥脱术，两种方法均需结扎或者切断大隐静脉的 5 条属支。因此，要注意观察大隐静脉 5 条属支的情况和注入点。

2. 股疝　凡是腹部脏器通过股管在股部形成肿块称为股疝。女性骨盆宽阔，相应的股环较大，故股疝多见于女性。股疝都是从腹股沟韧带的深面下降到股部，直达卵圆窝的上部，由于卵圆窝为阔筋膜的一个薄弱点，因此，股疝可以由此突入皮下。股疝与腹股沟疝的主要区别：前者在腹股沟韧带下方突入皮下，而后者在腹股沟韧带的上方突出。

3. 股动脉、股静脉　在股三角的位置较表浅，可摸到动脉的搏动，临床上常选择此动脉作为输血、采血、造影及介入疗法的穿刺部位。采血或右心造影，常选择股动脉的内侧进行股静脉穿刺插管。

【思考与练习】

1. 某女性患者由于长期站立出现大隐静脉曲张，请问以下选项不是大隐静脉属支的是（　　）

A. 股外侧浅静脉　　　　　　　　　　B. 股内侧浅静脉

C. 阴部内静脉　　　　　　　　　　　D. 腹部浅静脉

E. 旋髂浅静脉

答案：C

2. 有一 60 岁女性，近日剧烈咳嗽时感觉左侧大腿根部胀痛，并出现一半球形包块。入院后诊断为股疝。根据所学的解剖学知识分析该病发生时疝囊常突入以下哪一个结构（　　）

A. 腹股沟管　　　　　　　　　　　　B. 腹股沟管深环

C. 腹股沟管浅环　　　　　　　　　　D. 股管

E. 腹股沟韧带

答案：D

实验二　臀区及股后区的解剖

【学习目标】

（一）知识目标

1. 熟记下肢的境界与分区。

2. 知道内拉东（Nelaton）线、卡普兰（Kaplan）点、颈干角和膝外翻角。

3. 记忆髂前、后上棘，以及股骨大转子、收肌结节等体表标志。

4. 知道浅血管和皮神经的分布。

5. 记忆臀肌的层次及其排列关系。

6. 熟记臀大、中、小肌的起止和作用。

7. 知道髋关节的韧带及髋周围动脉网。

8. 记忆梨状肌上、下孔的位置和构成，以及其内部血管、神经的排列方式。

9. 记忆坐骨小孔内穿行的血管及神经。

10. 记忆坐骨神经的起始、行程、分支和分布、体表投影以及常见的变异。

（二）能力目标

1. 能够找到髂前上棘、髂后上棘、股骨大转子、收肌结节等体表标志。

2. 能够找到臀筋膜、臀大肌、臀中肌、臀小肌、梨状肌、梨状肌上孔、梨状肌下孔、坐骨大孔、坐骨小孔、臀上皮神经、股后皮神经、坐骨神经等结构。

3. 能够理解坐骨神经的体表投影，并指认复述坐骨神经的起止、行程及主要分支分布。

【实践操作】

（一）体位和切口

1. 体位　尸体取俯卧位。在标本上扪认下列体表标志：髂嵴在臀部上界全长可扪及，其后端为髂后上棘，两侧髂嵴最高点连线通过第 4 腰椎棘突。屈髋状态下，臀下部内侧可触及坐骨结节。臀中部的外侧、髂结节下方约 10cm 处能触及股骨大转子。

2. 皮肤切口（图 8-2）

（1）上切口：从髂前上棘起沿髂嵴切到髂后上棘，再向内侧切至骶部正中（图 8-2a）。

（2）正中切口：由上切口内侧端沿骶部正中垂直向下切至尾骨尖（图 8-2b）。

（3）下切口：沿臀沟至臀部外侧作一弧形切口（图 8-2c）。

（4）膝下切口：过腘窝下方（相当于胫骨粗隆水平）作一横切口（图 8-2d）。

（5）股后纵切口：由第 3 切口中点向下沿股后正中线纵切至膝下切口（图 8-2e）。

切口后，把臀区皮肤向外侧翻开，股后和腘窝的皮肤向两侧翻开。

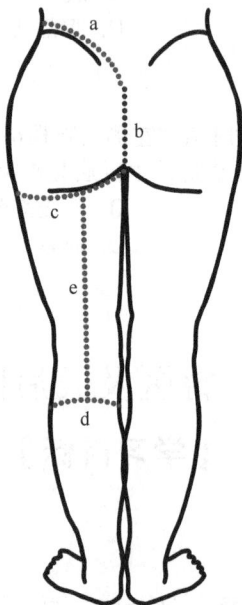

图 8-2　臀区及股后区的解剖皮肤切口

（二）解剖操作

1. 解剖浅层结构

皮神经：臀部皮肤厚，含较多的皮脂腺和汗腺。臀部浅筋膜发达，其厚度个体差异较大，以近髂嵴处和臀下部较厚，形成厚厚的脂肪垫，中部较薄。臀部浅筋膜中包含有浅动、静脉及淋巴管、皮神经。臀部皮神经分为 3 组：臀上皮神经、臀下皮神经和臀中皮神经（第 1～3 骶神经后支）。

（1）臀上皮神经：由第 1～3 腰神经后支的外侧支组成，在第 3、4 腰椎棘突平面穿出竖脊肌外缘，行于竖脊肌与髂嵴交点处的骨纤维管后至臀部皮下。于髂嵴上方、竖脊肌的外侧、皮下组织内寻找 1～3 支臀上皮神经。

（2）臀下皮神经：发自股后皮神经，绕臀大肌下缘至臀下部皮肤。在臀大肌下缘中点附近寻找自下向上走行的臀下皮神经 1～3 支。

（3）臀中皮神经：也称臀内侧皮神经，由第 1～3 骶神经后支形成，较细小，可于髂后上棘与尾骨尖连线的中 1/3 段剖查 1～3 支。

然后，剥除浅筋膜。

2. 解剖深层结构

（1）深筋膜：臀区深筋膜即臀筋膜，位于臀大肌表面，非常发达，它发出纤维束深入到臀大肌肌束内，故不易清理。追查臀筋膜的延续，可见其向上附着于髂嵴，向外下方移行于阔筋膜，并参与组成髂胫束，向下移行于股后深筋膜。观察后可沿肌纤维方向仔细剥离并除去深筋膜。

（2）臀大肌和股后皮神经

1）股后皮神经：来自骶丛，与臀下神经伴行穿梨状肌下孔出盆腔至臀部，在臀大肌深面下行，经过其下缘浅出至股后区皮肤。可在臀大肌下缘中点，相当于臀大肌下缘与股二头肌相交处，纵行切开深筋膜，一直到达腘窝，然后向两侧翻开。在深筋膜的深面，寻找观察股后皮神经。该神经除支配股后区外，也有分支分布于臀区、腘窝处的皮肤。

2）臀大肌：起自髂骨翼外面和骶骨背面，肌束斜向下外，止于髂胫束和股骨的臀肌粗隆。修洁臀大肌的上、下缘。沿臀大肌起点约 2cm 处弧形切开臀大肌，将此肌分为内、外两份。切开臀大肌时注意不要损伤其深面的血管、神经，最好在未切断该肌之前先用手指和刀柄伸入臀大肌的深面，作尽可能的分离，一边切断肌肉，一边注意其深面的血管、神经。臀大肌切开后向外下方翻开，用镊子清理进入臀大肌上部的臀上动脉、静脉的浅支，以及进入臀大肌下部的臀下动脉、静脉和臀下神经。注意观察确认臀大肌下部肌腱止于髂胫束。

（3）梨状肌上、下孔及穿行血管、神经：辨认修洁梨状肌。梨状肌起自骨盆后壁，骶骨前面第 2～4 骶前孔的外侧，向外穿过坐骨大孔出盆腔，止于股骨大转子。梨状肌将坐骨大孔分成梨状肌上孔和梨状肌下孔。

1）梨状肌上孔：清理梨状肌上缘，使之与臀中肌分离，然后切断臀中肌的中份，将此肌翻开即可见到深面的臀小肌。在梨状肌的内上方可找到由梨状肌上孔穿出盆腔的臀上动脉、静脉和臀上神经，修洁这些结构。解剖观察臀上神经分上、下两支支配臀中肌、臀小肌和阔筋膜张肌后部；臀上动脉分浅、深两支，浅支分布至臀大肌，深支伴臀上神经分布至臀中肌、臀小肌和髋关节。观察确认穿经梨状肌上孔的结构自外向内依次为臀上神经、臀上动脉和臀上静脉。

2）梨状肌下孔：在梨状肌下方能看到人体最粗大、行程最长的坐骨神经。在坐骨神经内侧为股后皮神经，再向内侧可找到臀下神经、臀下动脉和静脉，最内侧为阴部内动脉、静脉和阴部神经。依次解剖和修洁这些神经、血管，并保留之。其中阴部内动脉、静脉和阴部神经行径隐蔽，在坐骨神经与骶结节韧带外侧缘之间的间隙内穿行，出梨状肌下孔后，立即进入坐骨小孔，然后走向坐骨直肠窝至会阴部，可不必追踪，待解剖会阴时再仔细观察。

（4）坐骨神经及其深面的肌肉

1）坐骨神经：其发自骶丛，经梨状肌下孔出盆腔至臀大肌深面，在坐骨结节与大转子连线的中点深面下行到达股后区，行于股二头肌长头的深面，在腘窝上方分为胫神经和腓总神经。垫高膝关节，使大腿后伸。清理坐骨神经周围的结缔组织，可见该神经自梨状肌下孔穿出后（有时在梨状肌上缘或梨状肌中穿出）走在坐骨结节与股骨大转子连线的中点偏内。坐骨神经于臀大肌下缘与股二头肌长头起始部之间位置很表浅，常作为坐骨神经压痛点的检测部位。梨状肌损伤或坐骨神经受卡压所产生的一系列症状称梨状肌综合征，以坐骨神经疼痛为主，疼痛从臀部经大腿后方向小腿和足部放射，可伴有小腿外侧麻木等症状，应注意与腰椎间盘突出症相鉴别。

2）深面的肌：中层包括臀中肌、梨状肌、上孖肌、闭孔内肌腱、下孖肌、股方肌；深层包括臀小肌和闭孔外肌。提起坐骨神经，在其深面由上而下清理上孖肌、闭孔内肌腱、下孖肌和股方肌。垂直方向切断股方肌并翻开此肌，可见其深面有闭孔外肌腱。

（5）股后区的肌肉、神经和血管

1）肌肉：包括股二头肌、半腱肌和半膜肌。3 肌均有起点连于坐骨结节，向下跨过髋关节和膝关节的后面。解剖大腿后区内侧位于浅层的半腱肌和位于深层的半膜肌，外侧有股二头肌。半腱肌、半膜肌起于坐骨结节，分别止于胫骨上端内侧和胫骨内侧髁后面。股二头肌的长头起于坐骨结节，短头起于股骨粗线，两头汇合后移行为肌腱，止于腓骨头。

2）血管和神经：在股二头肌深面，追踪坐骨神经，注意观察坐骨神经发出肌支的部位主要位于坐骨神经的内侧，主要支配股二头肌长头、半腱肌、半膜肌和大收肌，因此手术分离坐骨神经时应沿其外侧进行比较安全。在坐骨神经的深面找到 3～4 支股深动脉发出的穿动脉，它们穿过短收肌、大收肌，营养股后区的肌肉。观察坐骨神经偶有一较粗的异常伴行动脉，称坐骨动脉，是外科手术时需要注意的内容。

【解剖与临床】

1. 坐骨神经的体表投影 在臀大肌下缘和股二头肌长头外侧缘夹角处，位置表浅，是检查坐骨神经压痛点，以及封闭和显露坐骨神经的常用部位。

2. 臀部脓肿的扩散 臀部的血管、神经周围有丰富的疏松结缔组织，且臀筋膜厚而致密，故臀部深部脓肿不易向浅层扩散，多局限或向深部蔓延，到达盆腔、坐骨直肠窝或者腘窝等位置。

3. 臀部的血管和神经 臀部的血管和神经多经梨状肌上、下孔出入盆腔，并在臀大肌深面的内侧和下方通过。因此，当臀部肌内注射时，一般选择在外上象限内进针较为安全。若在上内象限注射，有可能伤及臀上神经和血管，导致臀中、小肌麻痹，从而产生臀肌麻痹性跛行，严重时影响步态及髋关节的运动。

4. 梨状肌综合征 一般认为，腓总神经高位分支，自梨状肌肌束间穿出或坐骨神经从梨状肌肌腹中穿出。当梨状肌受到损伤，发生充血、水肿、痉挛、粘连和挛缩时，该肌间隙或该肌上、下孔变狭窄，可挤压其间穿出的神经、血管，因此而出现的一系列临床症状和体征称为梨状肌综合征。直腿抬高试验和梨状肌紧张试验是梨状肌综合征的诊断方法。直腿抬高在 60°以前出现疼痛为试验阳性，因为梨状肌被拉长至紧张状态，使损伤的梨状肌对坐骨神经的压迫刺激更加严重，所以疼痛明显，但超过 60°以后，梨状肌不再被继续拉长，疼痛反而减轻。梨状肌紧张试验时，让患者仰卧位于检查床上，将患肢伸直，做内收、内旋动作，如坐骨神经有放射性疼痛，再迅速将患肢外展、外旋，疼痛随即缓解，即为梨状肌紧张试验阳性。推拿手法治疗是治疗梨状肌综合征的主要方法，可以明显改善症状，缓解患者的痛苦。采用手法治疗时，首先要选准部位，患者可取俯卧位，双下肢后伸，使腰臀部肌肉放松，术者自髂后上棘到股骨大粗隆作一连线，连线中点直下 2cm 处即为坐骨神经出梨状肌下孔的部位，其两侧即为梨状肌。局部封闭对缓解疼痛有一定作用。

【思考与练习】

1. 一建筑工人因右边腰痛伴放射痛至右足跟到医院就诊，主诉痛的性质包括了尖锐的痛、抽动的痛及麻木，咳嗽时疼痛加剧。医师怀疑其为坐骨神经痛，其中检查坐骨神经压痛点的常用部位是（　　　）

A. 坐骨结节与髂嵴最高点连线中点处　　　B. 坐骨结节与股骨大转子连线中点处
C. 阔筋膜张肌与股二头肌长头的夹角处　　D. 臀中肌下缘与股骨大转子连线处
E. 臀大肌下缘与股二头肌长头外侧缘的夹角处
答案：E

2. 某患者在无医疗资质诊所注射药物时损伤了坐骨神经，其最有可能的注射部位是（　　　）

A. 外上象限　　　　　　　　　　　　　　B. 外下象限
C. 内上象限　　　　　　　　　　　　　　D. 内下象限
E. 臀部的中央区
答案：D

实验三　小腿前外侧区的解剖

【学习目标】

（一）知识目标

1. 熟记小腿前外侧区的层次结构。

2. 熟记胫骨粗隆、胫骨前缘、腓骨头、腓骨颈、内踝和外踝等体表标志。

3. 熟记小隐静脉的行程及注入深静脉的部位。

4. 熟记隐神经、腓浅神经的行程。

5. 记忆大隐静脉在小腿前外侧区的行程及伴行结构。

6. 记忆小腿前骨筋膜鞘的结构及排列关系。

7. 记忆小腿外侧骨筋膜鞘的结构及排列关系。

（二）能力目标

1. 能够找到小腿前群肌（胫骨前肌、趾长伸肌、拇长伸肌）、小腿外侧群肌（腓骨长肌、腓骨短肌）及其周围相关的血管、神经（大隐静脉、小隐静脉、隐神经、腓浅神经以及胫前动脉、胫前静脉、腓深神经）等结构。

2. 能够阐述小腿前外侧区的层次结构和小腿前骨筋膜鞘、外侧骨筋膜鞘的结构。

【实践操作】

（一）体位和切口

1. 体位 尸体取仰卧位。在标本上扪认下列重要体表标志：胫骨粗隆、胫骨前缘、腓骨头、腓骨颈、内踝和外踝。

2. 皮肤切口 为了暴露小腿前区，需作 3 条切口。

（1）髌骨上方作一条横切口（图 8-3a）。

（2）胫骨粗隆水平作一横切口（图 8-3b）。

（3）内、外踝连线前面作一横切口（图 8-3c）。

（4）沿足趾根部，趾蹼背部近侧作一横切口（图 8-3d）。

（5）循上述 4 条横切口的正中，从上向下纵行切开皮肤（图 8-3e）。

将皮肤翻向两侧。注意膝部、踝部的皮肤切口要浅，剥皮要薄，切勿损伤浅筋膜内的浅静脉和皮神经，尽量将小腿皮肤翻向两侧。

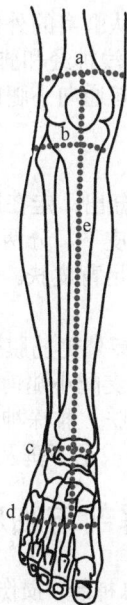

图 8-3 小腿前外侧区的解剖皮肤切口

（二）解剖操作

1. 解剖浅筋膜内结构

（1）大隐静脉和隐神经：沿股前内侧区解剖出的大隐静脉向下追踪并修洁至足背，注意保留与其伴行的隐神经。大隐静脉起自足背静脉弓的内侧，经内踝前方约 1cm 处，上行于小腿前内侧，直至膝部胫骨内侧髁的后方。同时找出和大隐静脉伴行的隐神经，隐神经是股神经发出的皮支，在小腿上部，居静脉后方，在小腿下部绕至静脉前方，注意观察两者的伴行关系。

（2）小隐静脉：起于足背静脉弓外侧端，伴腓肠神经绕外踝后方向上走行，沿小腿后区正中线上行，至腘窝下角处穿腘筋膜入腘窝。解剖出小隐静脉及伴行的腓肠神经终支足背外侧皮神经。

（3）腓浅神经：约于腓骨颈高度由腓总神经分出，下行于腓骨长、短肌之间，支配此二肌，然后于小腿外侧中、下 1/3 交界处穿出深筋膜至皮下，腓浅神经损伤可导致足不能外翻。在小腿外侧中、下 1/3 交界处浅筋膜内，仔细找出腓浅神经的皮支，追踪修洁至足背远端，并保留，然后清除小腿浅筋膜。

2. 解剖深筋膜 清除浅筋膜，暴露小腿前外侧区的深筋膜，详细观察深筋膜各部不同的厚度。从胫骨外侧髁前方向下纵行切开深筋膜，发现小腿上部的深筋膜较厚，其深面有肌附着，深筋膜与肌肉不易分离。深筋膜在小腿中部较薄，肌肉较易分离。

3. 解剖小腿前外侧区深层结构

（1）解剖小腿前群肌：于小腿下 1/3 处辨认通过小腿前方的小腿前群肌肉，由内侧向外侧依次为：胫骨前肌、拇长伸肌、趾长伸肌和第 3 腓骨肌。

（2）解剖小腿外侧群肌：在小腿外侧，解剖腓骨长肌和腓骨短肌。辨认腓骨长肌、腓骨短肌与趾长伸肌之间有小腿前肌间隔；腓骨长肌、腓骨短肌与小腿三头肌之间有小腿后肌间隔。

（3）解剖胫前动、静脉：仔细分离胫骨前肌与趾长伸肌的上段，在骨间膜前面，两块肌肉之间解剖出胫前动脉和 2 支伴行的胫前静脉。观察它们的排列顺序，胫前动脉位置较深，在小腿上段位于趾长伸肌与胫骨前肌之间，在小腿中部位于胫骨前肌与拇长伸肌之间，至踝关节处在趾长伸肌与拇长伸肌之间。向上剖开胫骨前肌与趾长伸肌，在胫骨粗隆水平处横断胫骨前肌，切除胫骨前肌上份残端的肌纤维，沿胫前动脉向上找出胫前返动脉（与胫前返神经伴行），两者向内上方均走在胫骨前肌的深面，紧贴着胫骨外侧髁，分支分布于膝关节。

（4）解剖腓浅神经、腓深神经

1）在腓骨颈的外侧找出腓总神经，它从腘窝的外侧角下降，绕过腓骨颈的前面，穿入腓骨长肌深面，并分成 3 个分支：胫前返神经、腓浅神经和腓深神经。

2）解剖时先用镊子沿着腓总神经的方向通向小腿的前方，按腓总神经的走行方向，切断腓骨长肌，暴露 3 条神经。

3）胫前返神经与胫前返动脉伴行。

4）腓浅神经于腓骨颈高度由腓总神经分出，走在腓骨长、短两肌之间，支配此二肌，而后在小腿前外侧中、下 1/3 交界处穿出深筋膜至皮下，分两支：足背内侧皮神经和足背中间皮神经，分布于小腿外侧及除第 1、2 趾相对面以外的足背皮肤。由于腓浅神经支配腓骨长、短肌，故腓浅神经损伤常导致足不能外翻。

5）腓深神经在小腿上份绕过腓骨颈，穿外侧筋膜鞘进入小腿前筋膜鞘内，与胫前动脉（位于小腿前群肌的深面）伴行。腓深神经发肌支支配小腿前群肌和足背肌。腓深神经于足背处与足背动脉伴行，最终分布于第 1、2 趾的相对缘皮肤。腓深神经常见于前筋膜鞘综合征时，肿胀肌肉压迫神经，导致小腿前群肌和足背肌无力，造成足下垂及不能伸趾等表现。

【解剖与临床】

1. 腓骨颈骨折 可能损伤的神经为腓总神经，损伤后可引起小腿肌前群和外侧群瘫痪，足不能背屈，趾不能伸，足下垂且内翻，呈"马蹄内翻足"畸形，行走时呈"跨阈步态"，小腿外侧区及足背感觉障碍明显。

2. 大隐静脉切开 此静脉在内踝前方的一段位置表浅，且较恒定，临床上常选择此部作为静脉切开或穿刺。手术时应注意分离位于其前方与之伴行的隐神经，以免发生误扎。

3. 小腿骨筋膜鞘 有前、后、外侧 3 个，分别包绕小腿肌前、后和外侧群及通过其中的血管、神经。这些鞘几乎闭合而少弹性，当小腿严重挤压伤，血液积聚在小腿坚韧的骨筋膜鞘内时，将使鞘内压力急剧增高，阻碍肌肉的血液循环，发生缺血和水肿等，从而导致小腿的坏疽，临床上称为骨筋膜间隙综合征。在这种情况下，必须及早切开深筋膜，打开骨筋膜鞘减压，不得延误。

【思考与练习】

1. 一患者股骨颈骨折，可能伤及腓总神经，损伤后可引起小腿肌前群和外侧群瘫痪，足不能背屈，趾不能伸，足下垂且内翻，呈"马蹄内翻足"畸形，行走时呈（　　）

A. "跨阈步态"　　　　　　　　　　B. "剪刀步态"

C. "摇摆步态"　　　　　　　　　　D. "跛行步态"

E. "间歇性跛行"

答案：A

2. 一患者因严重外伤导致大出血，静脉穿刺不成功。为了迅速建立有效的输注通道，现采取踝部大隐静脉切开。大隐静脉常见的切开部位是（　　）

A. 小腿上部中、下 1/3 交点处　　　　B. 外踝前方约 1cm

C. 内踝与外踝两者连线中点　　　　　D. 内踝前方约 1cm

E. 内踝后方约 1cm

答案：D

实验四　腘窝、小腿后区、踝管的解剖

【学习目标】

（一）知识目标

1. 知道小腿后群肌的层次、作用和神经支配。

2. 熟记胫骨粗隆、胫骨前缘、腓骨头、腓骨颈、内踝和外踝等体表标志。

3. 熟记胫后动脉、腓动脉的起源、行程及其分布。

4. 记忆腘窝的境界、内容物以及它们的位置关系。

5. 掌握胫神经的起源、行程、分布及损伤后的主要表现。

6. 记忆踝管的位置、构成及通过此管的结构及其临床意义。

（二）能力目标

1. 能够找到小隐静脉、腓肠神经、小腿后群肌（小腿三头肌、胫骨后肌、趾长屈肌、拇长屈肌）及其周围相关的血管、神经（胫后血管、胫神经）等结构。

2. 能够辨认腘窝的境界、内容物以及它们的位置关系，踝管的位置、构成及通过此管的结构。

3. 能够描述小腿后区的层次结构。

【实践操作】

（一）体位和切口

1. 体位　尸体取俯卧位。

2. 皮肤切口　踝部的两侧可扪及和看到明显的突起为内踝和外踝，后方可扪及跟腱，其下方为跟结节。作如下切口。

（1）在腘窝平髌骨上缘作一横切口（图 8-4a）。

（2）于内、外踝水平过踝关节后方作一横切口（图 8-4b）。

（3）沿小腿后区正中，即切口1、2中点连线作一纵切口，并延伸直达足跟（图 8-4c）。

将皮肤翻向两侧。

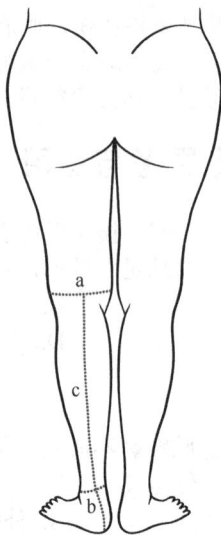

图 8-4　腘窝、小腿后区、踝管的解剖皮肤切口

（二）解剖操作

1. 解剖浅筋膜内结构

（1）小隐静脉：在外踝后下方的浅筋膜中解剖出小隐静脉及其伴行的腓肠神经，并向上追踪小隐静脉直至其在腘窝下角穿入深筋膜处。小心清除小腿后面及腘部的浅筋膜，观察小隐静脉穿入腘筋膜的位置，观察小腿后面中、下份小隐静脉是否有交通支与深静脉沟通，大、小隐静脉之间是否有交通支。

（2）腓肠神经：沿腓肠神经逆行向上（向腘窝方向）解剖，于小腿后正中线，深筋膜的深面，可找到胫神经发出的腓肠内侧皮神经。然后在腓骨头后方 5cm 处找出由腓总神经发出的腓肠外侧皮神经，追踪发现腓总神经发出腓神经交通支，一般情况是腓神经交通支与腓肠内侧皮神经合并形成腓肠神经，继而经过外踝后方至足的外侧缘前行，分布于足背及小趾外侧缘皮肤。

2. 解剖深筋膜　腘窝的深筋膜又名腘筋膜，此筋膜厚而坚韧。切开腘筋膜，在小隐静脉末端注意寻找、观察周围的腘浅淋巴结，一般有 1～2 个，主要收纳足外侧缘和小腿后外侧部的浅部淋巴。修洁组成腘窝境界的肌与肌腱，同时除去小腿后区的深筋膜。

3. 解剖深层结构

（1）腘窝境界：腘窝位于膝后区，呈菱形。解剖、观察腘窝上内侧界为半膜肌、半腱肌，上外侧界为股二头肌，下内、外侧界分别由腓肠肌内、外侧头组成。腘窝顶（浅面）为腘筋膜，是大腿阔筋膜的延续，向下移行为小腿深筋膜。腘窝底自上而下为股骨腘面、膝关节囊后壁、腘斜韧带和腘肌及其筋膜。

（2）解剖腘窝的内容

1）腓总神经：清理股二头肌的内侧缘，可找到腓总神经，它行向外下方，越腓肠肌外侧头表面，绕腓骨颈外侧向前，穿腓骨长肌分为腓浅神经和腓深神经。腓总神经在腘窝发关节支和腓肠外侧皮神经。观察可见腓总神经在腓骨颈处紧贴骨面，位置表浅，腓骨颈骨折时可造成腓总神经损伤，从而引起小腿前、外侧肌群瘫痪，出现"马蹄内翻足"畸形。

2）胫神经：于腘窝上角由坐骨神经分出，走行于腘窝的最浅面，沿腘窝中线下行，到腘肌下缘穿比目鱼肌腱弓，进入小腿后区。在腘窝中线清理出胫神经，并与深层结构分离，可见其发出分支到附近肌，还有若干关节支支配膝关节，还发出腓肠内侧皮神经伴小隐静脉下行至小腿后面，汇合形成腓肠神经。胫神经深面为腘静脉和腘动脉，该动、静脉被一层结缔组织鞘紧紧包裹在一起。

3）解剖腘动、静脉：抬起小腿，使小腿后群肌放松。先清理腓肠肌的内侧头和外侧头，并以刀柄插入内、外两头的深面，使之与跖肌、比目鱼肌及腘肌分开。在腓肠肌内、外侧头起点下约 5cm

处（胫神经分支穿入点以下）切断，将该肌往下翻开。清理脂肪组织，显露腘血管筋膜鞘，切开包裹着腘动、静脉的筋膜鞘，暴露腘静脉，其由胫前、后静脉在腘窝下角处汇合而成，有小隐静脉注入，在腘窝内伴胫神经和腘动脉上行，将腘静脉拉向一侧，其深面为腘动脉。腘动脉在收肌腱裂孔处续于股动脉，在腘窝深部下行，至腘肌下缘处分为胫前动脉和胫后动脉。在腘血管周围可见腘深淋巴结，注意观察，腘深淋巴结为 4～5 个，收纳小腿以下的深淋巴结和小腿后、外侧和足外侧部的浅淋巴管，其输出淋巴管注入腹股沟深淋巴结。观察腘动脉在腘窝内发出 5 条关节支，参加膝关节网，逐个加以解剖。①膝上内侧动脉：在股骨内上髁上方贴骨面行向内侧，经半腱肌、半膜肌和大收肌腱与股骨之间至膝关节前面；②膝上外侧动脉：在股骨外上髁上方行向外侧，经股二头肌肌腱与股骨之间至膝关节前面；③膝中动脉：穿腘斜韧带和膝关节囊，分布于交叉韧带、半月板和滑膜皱襞等；④膝下外侧动脉：起于腘动脉的外侧，穿过腓侧副韧带于胫骨外侧髁之间至膝关节前面；⑤膝下内侧动脉：行向内下方，经胫侧副韧带与胫骨内侧髁之间至膝关节前面。

上述 5 条关节支共同组成膝关节血管网。

（3）解剖小腿后区的肌及血管和神经

1）清理比目鱼肌：比目鱼肌位置较深，起自腓骨后面的上部和胫骨比目鱼肌线，肌束向下移行为肌腱，与腓肠肌肌腱合成粗大的跟腱，止于跟骨。观察比目鱼肌上缘有一个倒"U"形的腱弓，为肌腱组织所组成。仔细解剖穿过腱弓的各结构，可见胫神经的位置最表浅，胫后动、静脉的位置较深，血管与神经互相伴行。沿腱弓将比目鱼肌内侧份的起点全部切断，把肌翻向外侧，可见到比目鱼肌深面为小腿深筋膜隔，它分隔小腿后面浅、深两群肌肉。观察完毕后将此筋膜清除掉，显露深层肌。

2）显露腘肌：切开覆盖在腘肌表面的筋膜，显露出腘肌，其斜位于腘窝底，起自股骨外侧髁的外侧面上缘，止于胫骨比目鱼肌线以上的骨面，具有屈膝和使小腿旋内的功能。

3）辨认胫骨后肌（居中间）、趾长屈肌（位于胫骨侧）、姆长屈肌（位于腓骨侧）：注意观察在内踝后上方，趾长屈肌腱越胫骨后肌腱浅面至外侧，相互交叉，而趾长屈肌腱到达足底则与姆长屈肌腱形成"腱交叉"。

4）在胫骨后肌表面清理胫后动、静脉及胫神经：①胫后动、静脉和胫神经从腘窝内向下延续，追踪确认。观察腘动脉至腘肌下缘，即分成胫前、后动脉。解剖出胫前动脉及伴行静脉直至小腿骨间膜处穿至小腿的前面为止，胫前动脉到达小腿前群肌之间下行，至踝关节前方移行为足背动脉。②清理胫后动脉，它伴随胫神经下降。在腘肌下缘，胫后动脉起点稍下方寻找腓动脉，它沿着腓骨内侧缘下降，越胫骨后肌表面斜向外下，大部分被姆长屈肌所覆盖，分支营养邻近诸肌和胫、腓骨。由于腓动脉沿腓骨下行，腓骨骨折时该动脉易受损伤。胫后动脉在下降途中还发出许多肌支至邻近肌肉，经内踝的后方转至足底，分成足底内、外侧动脉二终支。③胫神经在腘窝内位于腘动脉的外侧及浅面，在小腿上份，位于胫后动脉的表面，至小腿下份又偏向胫后动脉的外侧。胫神经沿途也发出一些肌支、皮支，供应小腿后面的肌肉和皮肤，至内踝与跟骨结节内侧之间，于屈肌支持带深面，分为足底内、外侧神经。

（4）解剖踝管及其内容：深筋膜在内踝与跟骨内侧面之间的部分增厚，形成屈肌支持带（分裂韧带），在内踝与跟骨之间切开屈肌支持带，该支持带向深面发出 3 个纤维性间隔，形成 4 个骨纤维管，总称为踝管。打开踝管，寻找踝管内结构，从前向后依次为胫骨后肌腱、趾长屈肌腱、胫后动脉及其伴行静脉、胫神经、姆长屈肌腱等结构。踝管是小腿后区与足底间的一个重要通道，感染可沿踝管蔓延，踝管变狭窄时，可压迫其内容物，形成踝管综合征。此外，活体可于内踝后方与跟腱之间触及胫后动脉的搏动，胫后动脉触诊常用于检查外周动脉阻塞性疾病。

【解剖与临床】

1. 胫神经损伤　胫神经损伤后主要表现为小腿后群肌无力，足不能跖屈，不能以足尖站立，内翻力弱，足底皮肤感觉障碍明显。由于小腿前外侧群肌过度牵拉，使足呈背屈、外翻位，出现"钩状足"畸形。

2. 胫骨的血供与骨折 小腿胫前、后血管均贴近胫骨干下行，故骨折时容易损伤。胫骨上 1/3 骨折时，骨折远段可向上移位，压迫腘动脉分叉处，导致小腿及其以下肢体的缺血。胫骨中、下 1/3 交界处骨折，可损伤滋养血管，引起局部供血不足，致使骨折愈合延迟甚至不愈合。

3. 踝管综合征 踝后区的深筋膜在内踝和跟结节内侧面之间的部位增厚，形成屈肌支持带，此韧带与跟骨内侧面、内踝之间共同围成的管称踝管。踝管综合征是胫神经或其终末支（足底内侧或外侧神经），因寒冷或外伤等原因的刺激，在小腿或踝关节处卡压引起。根据踝管内神经卡压的位置不同，其临床表现多样。本病暂无有效预防措施，早发现、早诊断是本病防治的关键。

【思考与练习】

1. 一患者小腿骨折可能伤及了胫神经，损伤后可引起小腿肌后群肌瘫痪，致运动障碍。胫神经受损伤的主要运动障碍是（　　　）

 A. 足内翻减弱　　　　　　　　　　　　B. 足不能跖屈

 C. 趾不能伸　　　　　　　　　　　　　D. 足不能外翻

 E. 不能以足尖站立

答案：B

2. 一患者因踝部出现间断性疼痛至医院就诊，确定为踝管综合征。踝管综合征主要卡压的神经为（　　　）

 A. 胫前神经　　　　　　　　　　　　　B. 腓总神经

 C. 胫神经　　　　　　　　　　　　　　D. 腓肠神经

 E. 股神经

答案：C

实验五　足 的 解 剖

【学习目标】

（一）知识目标

1. 熟记内踝、外踝等体表标志。

2. 知道足背的层次结构及各结构毗邻关系。

3. 熟记足底的重要血管、神经及层次结构。

（二）能力目标

1. 能够找到足背肌、足底肌及足背动、静脉，以及足底内侧神经、足底外侧神经等结构。

2. 能够描述出足底的层次结构，可以找到重要的血管、神经。

【实践操作】

（一）皮肤切口

1. 足背切口

（1）在内、外踝水平作一过踝关节前方的横切口（图 8-5a）。

（2）沿足趾根部，趾蹼背侧作一横切口达足背内、外侧缘（图 8-5b）。

（3）沿上述两条切口的中点，纵切足背皮肤，直达第 3 趾尖（图 8-5c）。

将皮肤向两侧翻起。以上各切口均应浅切，翻皮时也不宜过深，避免切断浅层的血管和皮神经。

2. 足底切口

（1）从足跟沿足底正中线纵切至中趾的趾端（图 8-5e）。

（2）沿足趾根部从足底外侧横切至足底内侧（图 8-5f）。

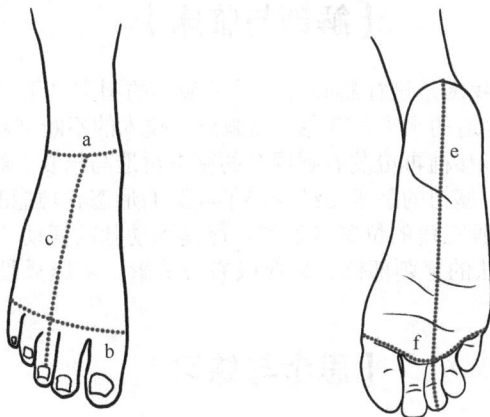

图 8-5 足的解剖皮肤切口

剥离足底皮肤，可见皮肤及浅筋膜很厚，以足跟、趾根及足底外侧更明显。

（二）解剖操作步骤

1. 解剖浅层结构

（1）解剖足背浅层结构：在足背的浅筋膜中找出足背静脉弓，它位于皮下，活体也可以看到，在其内侧端发出大隐静脉，外侧端发出小隐静脉。在足背正中部位清理出腓浅神经的两条终支，即足背内侧皮神经和足背中间皮神经。

（2）观察足底浅筋膜：足底浅筋膜很厚，可见其内的脂肪及纤维束结实，趾蹼处横行纤维发达。

2. 解剖深层结构

（1）解剖深筋膜：清除所有浅层脂肪，暴露足背的深筋膜。在小腿下部、踝关节上方，可以观察深筋膜横行纤维增厚形成的伸肌上支持带（又称小腿横韧带）。在踝关节的前下方靠近足背处可观察到呈横位的"Y"形的伸肌下支持带（又称小腿十字韧带）。解剖足底深筋膜，可见内侧部最薄，外侧部较厚，中间部最厚称足底腱膜。修去内、外侧部，保留足底腱膜，注意勿损伤深面的结构。观察足底腱膜向前分裂成5束，终于5趾，两侧向深部发出内、外侧肌间隔，附于第1、5跖骨。于趾蹼处沿趾间隙纵行切开足底腱膜，清理脂肪组织，寻找通向足趾的血管和神经。

（2）解剖足背的深层结构：清理拇长伸肌腱、趾长伸肌腱，并找出其深面的拇短伸肌、趾短伸肌。于足趾根部切断拇长、短伸肌腱及趾长、短伸肌腱，翻向近侧。于踝关节前方找出腓深神经，再寻找与腓深神经伴行的足背动静脉，追踪该血管至第1跖间隙近侧端，寻找发出的第1跖背动脉和足底深支。

（3）解剖足底深层结构：①观察足底浅层肌及血管和神经。在跟骨前方5cm处，横断足底腱膜，切断内、外侧肌间隔，向远侧翻起，注意不要损伤深面的结构。由内向外解剖出拇展肌、趾短屈肌、小趾展肌，并解剖走行其中的足底内、外侧神经和血管。②解剖足底中层肌及血管和神经。在中部切断趾短屈肌，翻向远侧，暴露拇长屈肌腱及趾长屈肌腱，观察可见两肌腱在足底相互交叉。进一步查看足底方肌及4个蚓状肌；观察走行于足底方肌浅面的足底外侧神经、血管及其分支；观察走行于拇展肌和趾短屈肌之间的足底内侧神经、血管及分支。③观察足底深层肌及血管和神经。在跟结节前方切断足底方肌、趾长屈肌腱及拇长屈肌腱，翻向远侧，显露拇短屈肌、拇收肌、小趾短屈肌。在足底内侧切断拇展肌起端，翻向远侧，露出胫骨后肌腱。在足底外侧切断小趾展肌止端，翻向近侧，暴露腓骨长肌腱。检查两肌腱的止点。切断拇收肌斜头及横头起端，翻向远侧，露出足底动脉弓、足底外侧神经深支，以及3个骨间足底肌和4个骨间背侧肌。

【解剖与临床】

1. 足趾移植再造拇指　我国是进行断肢再植手术最早的国家，第二趾移植再造拇指是我国首创，体现了我国手指再植与再造的水平和特色。显微外科技术的不断创新和应用，推动了我国的断指再造术由最初粗放型的断指移植再造发展到现今的精细再造与修复。对于不同类型的拇指、手指缺损采用不同形式的足趾组织移植的手术已经获得了满意的形态和功能的重建。

2. 股动脉、股静脉　在股三角的位置较表浅，可摸到动脉的搏动，临床上常选择此动脉作为输血、采血、造影及介入疗法的穿刺部位。采血或右心造影，常选择股动脉的内侧进行股静脉穿刺插管。

【思考与练习】

1. 某患者运动时损伤了小腿十字韧带，关于其描述错误的是（　　　）

A. 又称为伸肌上支持带　　　　　　　B. 多呈横的"Y"形

C. 内侧端分两束　　　　　　　　　　D. 由深筋膜增厚形成

E. 其深面有胫骨前肌腱通过

答案： A

2. 一下肢外伤患者，大量失血后无法触及足背动脉搏动，关于足背动脉的分支，不包括（　　　）

A. 跗外侧动脉　　　　　　　　　　　B. 弓状动脉

C. 足底深支　　　　　　　　　　　　D. 跗内侧动脉

E. 第 2 趾背动脉

答案： E